LA QUESTION

DE

L'ÉTIOLOGIE DU CHARBON

TRAITÉE ET RÉSOLUE

D'APRÈS LES

Questions posées par la Société Vétérinaire

DU DÉPARTEMENT DE L'AISNE

pour le Concours de 1879.

PAR

Auguste ELOIRE, Vétérinaire

à La Capelle (Aisne).

LAON

IMPRIMERIE A. CORTILLIOT, RUE SÉRURIER,

1880.

LA QUESTION

DE

L'ÉTIOLOGIE DU CHARBON

TRAITÉE ET RÉSOLUE

D'APRÈS LES

Questions posées par la Société Vétérinaire

DU DÉPARTEMENT DE L'AISNE

pour le Concours de 1879.

PAR

Auguste ELOIRE, Vétérinaire

à La Capelle (Aisne).

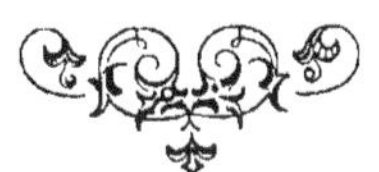

LAON

IMPRIMERIE A. CORTILLIOT, RUE SÉRURIER, 22.

—

1880.

La Société de Médecine-Vétérinaire constituée dans le département de l'Aisne le 26 mai 1875, a, dans sa séance du 26 octobre 1876, décidé qu'elle ouvrirait entre tous les Vétérinaires de France, un concours sur l'*Etiologie des maladies charbonneuses.*

Le prix à décerner à l'auteur du meilleur Mémoire, consistait en une Médaille de Vermeil et une somme de 300 fr. votée par le Conseil général, qui avait bien voulu honorer la nouvelle association de son haut patronage.

Le programme posé aux concurrents était ainsi conçu :

Rechercher les conditions dans lesquelles le charbon se développe.

Examiner et discuter l'influence du sol, de l'exposition des lieux, de la nature des eaux, de celle des plantes fourragères et particulièrement la part qui peut être attribuée à l'existence des cryptogames microscopiques sur ces plantes.

S'attacher aussi particulièrement à établir les rapports que l'on a pu constater entre la marche croissante et décroissante des maladies charbonneuses et les conditions culturales.

Les concurrents devront appuyer les opinions qu'ils se croiront autorisés à émettre, à l'égard de la genèse des maladies charbonneuses, sur des faits d'observations soigneusement recueillis et, autant que possible aussi, sur des faits d'expérimentation.

A l'époque fixée, la Commission nommée par la Société Vétérinaire, après avoir pris connaissance de la lettre de son illustre Président d'honneur, M. Henry Bouley, a décidé que le prix serait décerné à M. Eloire, Médecin-Vétérinaire à La Capelle, et dans la réunion du 9 avril 1879, la Société en a fait la remise à ce praticien qui recevait en même temps de ses collègues les félicitations les plus chaleureuses pour son remarquable travail dont l'impression a été votée.

Lettre adressée à M. CANONNE, *Secrétaire-général de la Société vétérinaire de l'Aisne, par* M. HENRY BOULEY, *Membre de l'Institut, Inspecteur général des Écoles vétérinaires de France, et Président honoraire de ladite Société.*

Paris, le 20 février 1879.

MON CHER AMI,

Je viens enfin de trouver les trois ou quatre heures qui m'étaient nécessaires pour lire le mémoire de *Labora et Spera*, et je vous adresse mon opinion sur ce travail.

C'est une œuvre qui témoigne d'une érudition très-étendue et d'un esprit critique solide.

Conformément à la teneur du programme, l'auteur a passé en revue toutes les conditions réputées causales du charbon : le sol, les eaux, les plantes, les cryptogames, les conditions culturales.

Tout celà est exposé, discuté et critiqué avec beaucoup de longueur peut-être, mais incontestablement avec justesse, car il fait voir tout ce qu'il y avait de vague, d'incertain et d'insuffisant dans l'ancienne étiologie. Puis il arrive à ce que l'on peut appeler la période bactéridienne de l'étiologie.

Il en trace l'histoire complète, en commettant quelques erreurs faciles à rectifier : celle entre autres d'attribuer sur la foi de Zundel la découverte de la bactéridie à Fuchs, à Bollinger, à Delafond, etc., tandis qu'elle appartient en propre à Davaine qui, le premier, l'a vue, *sans la comprendre* et ne lui a donné sa signification que dix ans plus tard, après les travaux de M. Pasteur sur les maladies des vers à soie. Sur ce point, la vérité historique a parfaitement été rétablie par M. Pasteur dans une de ses communications académiques de 78 ou 77.

Une fois l'histoire tracée par *Labora et Spera*, il expose la doctrine de Pasteur sans grand effort de sa part, car son texte n'est que la copie des communications de M. Pasteur aux Académies. De fait, il ne pouvait mieux faire en pareille matière que de laisser parler le Maître et de lui laisser faire sa démonstration si péremptoire et si irréfutable que le charbon procède de la bactéridie ou de son germe et ne procède que d'elle. En d'autres termes, que la bactéridie est au charbon ce que l'acare est à la gale. C'est la *maladie de la bactéridie.*

Où l'auteur du mémoire devient original, c'est dans la tentative très-légitime qu'il fait d'adapter les faits à la théorie. La bactéridie peut être cultivée dans un liquide approprié : l'urine légèrement alcaline. Les eaux, retenues à la surface des terres argileuses, légèrement alcalines et phosphatées, ne constituent-elles pas un liquide de culture où les bactéridies trouvent toutes les conditions de leurs manifestations d'activité ? Voilà la question que se pose *Labora et Spera*, et qu'il résout par l'affirmative, et une fois ce fil trouvé, il s'en sert assez habilement pour se conduire dans le dédale de la vieille étiologie et pour interpréter les faits de l'ancienne observation à la lumière de la nouvelle doctrine basée, elle, sur la base solide de l'expérimentation.

Sans doute on peut reprocher à l'auteur de ce travail de ne pas avoir eu recours à l'expérimentation pour la vérification de ses propres vues. Il eût été intéressant de donner à l'analyse des eaux des flaques à la surface des terres argileuses ; de reconnaître, par l'examen microscopique et par la culture de ces eaux, suivant le mode de M. Pasteur, si elles ne renfermeraient pas des bactéridies ou leurs germes, et c'est dans cet ordre d'idées que des recherches devront être faites.

Mais malgré cette lacune du travail, il me paraît que l'auteur a vu juste lorsque, s'inspirant de la théorie expérimentale, il admet que le charbon pénètre par les voies digestives comme la flacherie des vers à soie.

De fait vous allez trouver dans ma chronique de ce mois, l'analyse de deux mémoires, l'un de Pasteur, l'autre de Toussaint, de Toulouse, où se trouve donnée la démonstration expérimentale et nécropsique, que la voie d'entrée du charbon dans l'organisme est l'appareil digestif

Ces faits d'expériences, qui viennent confirmer les VUES de *Labora et Spera*, ajoutent à leur valeur et témoignent de sa perspicacité Je crois en définitive que ce mémoire si plein d'érudition, qui porte l'empreinte d'un esprit judicieux et sagace, honore votre concours, malgré ses imperfections, et que la société fera bien de lui décerner sa médaille.

La publication de sa deuxième partie, où se trouve très-clairement exposée toute l'histoire de la théorie bactéridienne, ne pourrait pas manquer d'offrir un grand intérêt à ceux qui ne la connaissent pas. Voilà, mon Cher Ami, mon opinion sur le travail que vous m'avez communiqué. Je vous engage à faire un rapport dans ce sens. Vous ne vous compromettrez pas en faisant voter la récompense pour l'auteur de ce mémoire qui a exigé du travail et qui témoigne, je le répète, et de l'érudition et de la sagacité de celui qui l'a écrit. Je crois que vous trouverez dans cette lettre tous les éléments de votre rapport. Si vous avez besoin d'autres renseignements, je me ferai un plaisir de vous les adresser.

Recevez, mon Cher ami, la nouvelle expression de mes sentiments affectueux et dévoués.

HENRY BOULEY.

ÉTIOLOGIE DU CHARBON.

PREMIÈRE QUESTION DU PROGRAMME

CONSIDÉRATIONS GÉNÉRALES.

Le concours ouvert par la Société vétérinaire du département de l'Aisne sur une question aussi agitée que l'a été le charbon, semble au premier abord être superflue ; en effet, que pourrait-il rester à dire sur une affection signalée depuis la plus haute antiquité ?

Depuis Moïse jusqu'à nos jours que n'a-t-on pas dit, que n'a-t-on pas écrit sur le charbon ? Telle est, au premier abord, la question que l'on pourrait se faire. Ce que l'on n'a pas dit, la partie du charbon sur laquelle on a peut-être le plus écrit et sur laquelle on est le moins fixé est certainement l'étiologie,

Tous les observateurs qui ont étudié les causes du charbon ont crû la trouver chacun dans des points très différents selon les conditions spéciales dans lesquelles ils se trouvaient placés.

Ils ont poursuivi leurs recherches avec acharnement, cherchant, par tous les moyens possibles, à faire prédominer leurs idées sur celles déjà émises en les échafaudant sur des théories plus ou moins solides d'où, divergences d'opinions, réseaux inextricables de causes signalées n'ayant abouti qu'à rendre la question de l'étiologie plus obscure, qu'à faire pâlir la lumière qui aurait pu se faire, qu'à étouffer la vérité.

Où trouver la véritable cause, dans toutes celles qui ont été signalées comme ayant une part principale au développement du charbon ?

De même que pour toutes les maladies, à causes inconnues, on a successivement accusé les logements insalubres, étroits, mal aérés, les aliments de mauvaise qualité, les fourrages nouveaux, les eaux bourbeuses des mares, l'alimentation trop nutritive et trop abondante, les plantes des prairies artificielles, le trèfle, la luzerne, le maïs, le sainfoin, la décomposition des cadavres à l'air libre, les mouches; que sais-je encore ?

Il est évident que si toutes ces causes exerçaient l'influence qu'on leur assigne si gratuitement, les maladies charbonneuses seraient bien plus fréquentes encore qu'elles ne le sont parce que ces causes se rencontrent à chaque pas dans nos campagnes. A-t-on des fourrages mauvais, mal récoltés, avariés, que refusent les chevaux, on les garde pour les ruminants. On fait plus, dans certaines contrées où le charbon est inconnu, j'ai vu jeter, dans des silos, les feuilles des betteraves que l'on tasse et que l'on sale. Deux ou trois mois plus tard on donne cette pourriture qui dégage une odeur infecte, aux bœufs et aux vaches; le lait et tous les produits qu'on en tire sont imprégnés de cette odeur, les avortements sont fréquents, l'élevage des veaux difficile, les animaux maigrissent mais ne meurent point du charbon. Quant aux eaux bourbeuses, ne voyons nous point, chaque jour, dans les campagnes un peu éloignées des cours d'eau ou des rivières, les animaux allant par bandes s'abreuver dans des mares communales à moins que l'on ne trouve celles-ci dans la cour des fermes, sortes de fosses à purin où le trop plein venant des fosses à fumier se déverse ; mares infectes que l'on décore du nom d'abreuvoirs où grouillent des myriades d'infusoires de toutes sortes. Les fourrages nouveaux ne sont-ils point donnés chaque année à nos animaux dans toutes les diverses régions de notre sol sans pour celà amener l'apparition du charbon sur tous les points ?

J'en dirai tout autant de l'alimentation trop abondante et trop nutritive, elles amènent la pléthore et favorisent les congestions, mais ne sont point la source du charbon.

Il serait oiseux de discuter ici l'influence des plantes des prairies artificielles qui forment presque exclusivement la base de l'alimentation des pays du nord de la France, de l'Angleterre où le charbon est excessivement rare pour ne pas dire inconnu dans certaines localités.

La décomposition des cadavres à l'air libre ne peut, quoi qu'en dise le public, faire naître le charbon, nous pouvons en dire autant de la piqûre des mouches. On s'empresse de les accuser lorsque l'affection apparaît sans pousser plus loin des recherches qui satisfont l'esprit mais non la science. Le docteur Poulain, de Châteauneuf, d'après une statistique faite sur 100 personnes atteintes du charbon et qu'il a traitées, est certain que 90 au moins l'avaient contracté peu de temps après avoir touché des peaux ou avoir ouvert des cadavres de moutons morts de cette affection.

Quant à la contagion, nous y reviendrons plus loin.

Chacun sait, ceux du moins qui ont pu voir l'affection dans les localités où elle existe, que le charbon se montre périodiquement et par intervalles plus ou moins longs. On a remarqué aussi, qu'il apparaissait de préférence dans les étables et les écuries les mieux tenues et paraissant dans les meilleures conditions hygiéniques.

Tous les observateurs ont pu remarquer que c'est dans les années humides suivies de grandes chaleurs que le charbon se montre avec le plus d'intensité. Que c'est aussi dans les pâturages gras, les mieux fumés, les mieux entretenus que l'affection se développe et fait le plus de ravages, que ce sont les animaux qui paraissent les mieux portants, ceux qui ont le plus d'embonpoint du troupeau qui sont frappés les premiers, que parmi ceux-ci, ce sont les plus jeunes qui succombent d'abord.

Garreau, dans une communication faite, en 1855, à la Société Vétérinaire, a mis en évidence l'influence des années humides et chaudes sur le développement du charbon.

Il met d'abord en regard chaque saison des années 1852 et 1853.

L'année 1852, humide d'abord, puis très-sèche, est tristement remarquable par le nombre des victimes que fit le charbon. L'année 1853, presque constamment pluvieuse, n'amena dans certaines localités que du piétin et de la cachexie aqueuse. Un peu plus loin, dans la même communication, le même auteur présente une statistique, que nous croyons inutile de reproduire, portant sur 18 années d'observations, de 1838 à 1855, dans laquelle il confirme le premier fait cité.

Dans les statistiques la brutalité des chiffres ne laisse point de doutes possibles à l'esprit, il faut malgré soi s'incliner devant les faits.

Sans plus s'occuper de la cause qui agit réellement et sur laquelle nous reviendrons à la fin de ce travail, tous les observateurs sont unanimes à reconnaître l'influence du sol imperméable formant marais souterrain et par extension quelques observateurs inattentifs ont étendu l'effet aux marais eux-mêmes, puis, sans se soucier de la maladie qu'ils prétendaient étudier, à tout ce qui a l'apparence de marais.

Nous ne nous appesantirons point sur cette première question sur laquelle on pourrait dire tant de choses creuses et qui n'auraient aucun but dans le travail que nous poursuivons.

Ceux qui ont étudié avec attention les circonstances dans lesquelles les affections charbonneuses se développent, dit Bouley, sont forcés de reconnaître l'insuffisance des causes spéciales et directes auxquelles on les attribue et d'avouer que celles qui sont essentiellement pathogéniques sont encore inconnues. Mais si ces dernières ont échappé jusqu'à présent à nos investigations, il est au moins possible de déterminer les circonstances qui paraissent les plus favorables à l'évolution des maladies charbonneuses.

DEUXIÈME QUESTION

INFLUENCE DU SOL.

Dans ces dernières années, l'influence du sol, sur les conditions de développement des maladies contagieuses, a joué et avec raison, presqu'à elle seule, le principal rôle. On sait en effet que l'influence qu'exerce le sol sur les animaux est des plus marquée et qu'elle s'accuse par les caractères les plus saillants (race chevaline, normande, limousine, percheronne, etc., race bovine, normande, flamande, charolaise). On a remarqué, en effet, que les contrées décimées par le charbon étaient constituées par un sous-sol argileux, argilo-calcaire ou argilo-siliceux. Tous les auteurs sont d'accord sur ce point. Ce sous-sol s'oppose à l'infiltration des eaux et forme de véritables marais souterrains. L'influence qu'il exerce sur l'économie animale se rapproche, se confond avec celles qu'exercent les marais. Son action sur l'économie est moins grande, moins intense, moins évidente, mais les effets sont les mêmes, la constitution du sol étant identique; l'étude de leurs influences est donc entièrement liée, aussi les envisagerons-nous ensemble. Il peut se faire même qu'une couche légère de nature calcaire soit perméable et que à quelques centimètres le sous-sol soit imperméable, les eaux des pluies y séjournent et forment des marais souterrains tenant en dissolution, ou en suspension, comme les véritables marais, des débris animaux et végétaux se décomposant, fermentant, s'évaporant par l'action de la chaleur et se répandant dans l'atmosphère sous formes d'effluves tout aussi délétères que celles des étangs, de sorte qu'un terrain de cette nature sans qu'il paraisse marécageux peut donner naissance aux mêmes influences et produire les mêmes affections, vu, qu'en réalité, le marais existe. Dans l'arrondissement de Provins, par exemple, Verrier (1866) nous dit que le terrain est ici d'anciennes forêts défrichées ou des prairies basses marécageuses desséchées par le drainage mais toujours de nature argilo-calcaire ou argilo-siliceux. Le sous sol, ajoute le même auteur, est généralement composé de calcaires grossiers, tendres, de silex, de marnes blanches et vertes qui le rendent imperméable. Au sud il est composé soit de graviers roulés, de craie ou de tourbes.

Garreau (1871) est aussi convaincu de l'influence du sol sur le développement du charbon, il accuse, lui aussi, les terrains argileux, argilo-siliceux ou argilo-calcaires. C'est aux miasmes qui se dégagent dans certaines conditions d'humidité et de perméabilité du sol pendant les saisons chaudes et sèches qu'il faut rattacher l'évolution du sang de rate.

Verrier, déjà cité (1866), est tellement convaincu de l'influence du sol qu'il nous dit : Voyez les terrains opposés, la Champagne, l'affection y est inconnue, le sol y est sec, peu humide mais peu fertile, donne une alimentation assez abondante mais peu excitante. Une foule d'autres auteurs que je pourrais citer invoquent la même cause, le sol.

Pour ne laisser prise à aucune supposition, voyons ce que va nous apprendre la géologie de ces terrains que l'on met à l'index, puis nous reviendrons, si rien ne nous satisfait, à leur influence miasmatique ou paludéenne.

SOLS ARGILEUX.

L'argile, quoique très-complexe dans sa composition, est peu propre à la culture, le peu d'alcalis ou de phosphates qu'elle renferme, elles les retient très-fortement, elle a besoin pour devenir fertile d'être mêlée à du sable siliceux, à du carbonate de chaux, à du terreau et surtout d'être exposée au contact de l'air, mais elle peut, étant désagrégée et mélangée à des autres terres et à des engrais, former la base d'excellents sols, en raison de l'eau qu'elle retient et des corps nombreux dont elle est formée.

D'après trois analyses faites par Berthier, voici quelle serait la composition chimique de ces sols.

Argile.	75	54	57	Moyenne	62
Sable quartzeux .	17	11	26	—	18
Carbon. de chaux.	3	13	4	—	7 333
Oxyde de fer. . .	5	6	5	—	5.333
Eau	0	14	8	—	7 333

Ces terres sont appelées alumineuses, humides, froides, terres fortes, terres grasses, etc. Toutes se resserrent sous l'influence de la sécheresse, se crevassent et brisent les racines des plantes. Elles sont peu perméables à l'eau et aux agents atmosphériques, les engrais s'y décomposent lentement faute de chaleur et d'oxygène. Elles adhèrent aux instruments aratoires et forment pâte si elles sont humides ; sèches, elles sont dures et résistantes. Il faut profiter d'un état moyen d'humidité pour les travailler, pour les ameublir, il faut les labourer avant l'hiver afin que les mottes soient exposées à l'action de la gelée. Certaines plantes sont vigoureuses dans les terres argileuses et difficiles à détruire. Si les récoltes sont abondantes dans les terres fortement argileuses, ce qui arrive souvent, elles laissent à désirer quant aux qualités.

Les céréales y donnent abondamment de la paille, mais elles sont plus exposées à la rouille que sur les autres natures de sol et le grain en est petit, souvent rongé par le charbon et par la carie. Le seigle y devient ergoté.

Dans ces terres, les fourrages sont de mauvaise qualité parce qu'il y a beaucoup de mauvaises plantes et parce que les bonnes y sont aqueuses, insipides et peu nutritives.

La betterave a peu de sucre, la pomme de terre peu de fécule.

Aux effets nuisibles des fourrages se joignent souvent ceux d'un excès d'humidité pour affaiblir les animaux et les prédisposer à diverses maladies.

Si les terres argileuses ont été amendées, que la surface en ait été rendue perméable, elles peuvent être favorables à la culture des plantes herbacées, des céréales, des pâturages, des racines, etc.

Pour l'exacte appréciation d'une terre argileuse, il faut tenir compte de sa composition, de son épaisseur et de la température du pays.

En France, où le climat est sec, généralement, la plupart des bonnes terres sont plus ou moins argileuses. Les sols qui reposent sur la craie, le calcaire aride, le sable ou le grès, sont pauvres et secs pendant l'été, tandis que sur les bancs de marne et dans les endroits où l'argile est mêlée à la craie, les plantes sont vigoureuses et les récoltes assurées.

Quand l'argile, la craie et le sable alternent en couches légères, on voit le sol être, ici fertile et là stérile, selon que ces terres sont mélangées en justes proportions ou que l'une d'elles domine.

De même que pour les sols calcaires, la valeur des sols où l'argile abonde ne dépend pas seulement de leur composition mais aussi des influences atmosphériques. Dans les pays où l'air est humide, les argiles forment de riches herbages. Normandie — Dans les contrées tempérées, dans la Lorraine et les environs d'Avesnes, elles constituent des plaines à bonne culture; enfin, dans les contrées chaudes, elles sont la base des bonnes terres à blé, peu propres cependant aux cultures d'été.

SOLS ARGILO-CALCAIRES.

Ces sols doivent à la quantité d'argile qu'ils contiennent de conserver longtemps l'humidité et de maintenir la vigueur de la végétation.

Voici, d'après l'analyse chimique de deux de ces sols, quelle est leur composition.

Carbonate de chaux.	42 5	50	Moyenne	46 25
Carbon. de magnésie	1	»»	—	1/2
Argile	34 5	48	—	41 25
Sable	7	2	—	4 5
Oxyde de fer. . .	4	»»	—	2
Eau.	11	»»	—	5 5
Humus.	»»	04	—	0 2

Les terres argilo-calcaires sont fortes, grasses, humides ou légères, maigres, sèches, elles se confondent ou avec les terres argileuses ou avec les terres calcaires selon la quantité d'argile que renferment les terrains d'où elles proviennent.

Sous le climat de la France les meilleurs fonds sont argilo-calcaires avec prédominance d'argile, ils forment, dans certaines régions, nos premières terres à blé, dans d'autres les magnifiques herbages de la Normandie, du Charolais et du Nivernais.

SOLS ARGILO-SILICEUX,

Ces terres sont compactes si l'argile est en excès, légères si la silice domine. On rencontre de ces terrains au pied des montagnes siliceuses, ils sont communs et quelques-uns jouissent d'une grande fertilité.

L'analyse de ce sol varie peu du sol précédent, ici, c'est l'argile et la silice qui dominent.

Maintenant que nous connaissons à fond l'anatomie de ces terrains, que leur analyse n'a pu rien nous révéler, que le mystère étiologie du charbon nous échappe, voyons, si dans leurs influences sur les végétaux, sur les animaux nous en apprendrons davantage. Si c'est réellement aux marais que forment ces terrains, qu'est due leur influence pernicieuse, allons directement au but et voyons si les miasmes peuvent donner naissance à une affection charbonneuse. Si un marais accidentel peut, à un certain moment, donner naissance au charbon, l'effet d'un marais permanent sera, ce nous semble, bien plus sensible.

TROISIÈME QUESTION.

INFLUENCE DES ÉTANGS, DES MARAIS ET DES EAUX STAGNANTES.

On appelle de ce dernier nom les eaux qui demeurent sans écoulement à la surface du sol où elles forment des lacs, des étangs, des marais, des mares, des flaques, etc.

Les causes qui les déterminent à rester dans cet état sont assez nombreuses. L'eau qui tombe sous forme de pluie, celle qui, au temps des inondations ou des marées, se répand en dehors du lit des fleuves ou des rivières ou du bassin des mers; celle qui est rejetée des habitations après avoir été souillée ou non, par les usages domestiques, ou pour les besoins de l'industrie, ne peut disparaître du sol sur laquelle elle est versée, que par écoulement, par infiltration ou par évaporation.

L'écoulement a lieu quand la surface du sol présente une pente suffisante, suivant laquelle le liquide se met en mouvement, en obéissant aux lois de la pesanteur; l'infiltration se fait quand le sol est perméable, et l'eau qui pénètre alors dans la terre, reparaît à une distance plus ou moins grande, où elle alimente des sources, enfin l'évaporation ne peut être efficace pour faire disparaître l'eau, qu'autant que celle-ci est en petite quantité, et que la température est assez élevée pendant un certain temps.

Tout ce qui met un obstacle complet et même partiel à l'accomplissement des phénomènes que nous venons d'indiquer, peut être considéré comme une cause de formation des eaux stagnantes. Ainsi, lorsque les eaux en s'écoulant rencontrent sur leur trajet des dépressions du sol, dont le fond est imperméable comme celui que peuvent constituer des couches d'argile ou de marnes, ou plus rarement des bancs de roches de diverses nature, elles s'arrêtent, s'accumulent et forment des bassins plus ou moins étendus. Il en est de même de celles qui, pendant les débordements ou les marées ont pénétré dans les excavations dont le niveau est au-dessous des berges des cours d'eau ou du bord de la mer et ne peuvent plus rentrer dans leur lit. Mais indépendamment de cela les eaux qui ont un écoulement naturel peuvent encore prendre, jusqu'à un certain point, sur les rivages surtout, les caractères des eaux stagnantes lorsque leurs cours est ralenti ou entravé par une végétation puissante, par des éboulements, par les dépôts qui se forment dans les points où des courants plus ou moins opposés se rencontrent, par les atterrissements qui se produisent à une petite distance des embouchures, par le retrait incomplet des eaux de la mer, par l'abaissement du niveau des lacs et des étangs, etc. L'homme lui-même détermine dans des buts très variés la formation d'eaux stagnantes, en creusant des bassins artificiels pour recueillir les eaux nécessaires aux irrigations, ou à la navigation des canaux, en établissant des réservoirs pour alimenter les pièces d'eau des parcs et des jardins, des mares pour abreuver le bétail, des fossés pour la défense des places fortes, des étangs pour la production et l'élevage du poisson, des marais salants, des rizières, des routoirs, des tourbières, des canaux même dans lequel le courant est assez lent quelquefois, pour être à peine sensible. Les eaux qui n'ont pas d'écoulement ne sont pas toutes également préjudiciables à l'hygiène de l'homme et des animaux.. Celles qui sont en grande masse et dont les bords sont à pic ou peu accidentés, les bassins artificiels convenablement entretenus, les marais salants exploités avec intelligence, loin de provoquer des maladies ont souvent des avantages réels au point de vue du bien-être des populations qui vivent dans leur voisinage. Mais quand les eaux stagnantes ont leurs bords mal limités, quand elles sont exposées à diminuer de volume et à laisser à nu une partie ou la totalité de leur fond, pendant les chaleurs ; quand elles sont envahies par les végétaux des lieux aquatiques et les animaux inférieurs, elles deviennent souvent pernicieuses pour les êtres organisés supérieurs. C'est alors qu'elles sont constituées à l'état de marais, ou que tout au moins elles prennent quelques-unes des funestes propriétés des eaux marécageuses. En tenant compte de la nature des eaux qui forment les marais on distingue des marais d'eau douce, des marais d'eau salée, des marais mixte résultant du mélange des eaux douces et des eaux salées, des marais souterrains, des marais mouillés, dont l'eau ne disparaît jamais en aucune saison, des marais desséchés dont le fond vaseux est mis à nu périodiquement par évaporation sous l'influence des chaleurs de l'été. Leurs fâcheux effets sont en général plus marqués que ceux qui résultent des marais mouillés.

Les eaux stagnantes ne s'accumulent pas toutes en effet à la surface du sol. Il arrive souvent qu'au-dessous de couches superficielles perméables on rencontre à une profondeur variable, des marnes, des argiles, des bancs de roches qui sont plus ou moins creusés en cuvettes et qui mettent obstacle au libre écoulement des eaux commé aux infiltrations. Quand les eaux stagnantes sont à une faible profondeur, il peut s'y accumuler à peu près comme dans celles qui sont à l'air libre des matières organiques résultant des racines des plantes ou des animaux inférieures. Il suffit alors que la température s'élève d'une manière marquée dans les couches superficielles du sol pour que ces matières entrent en fermentation en présence d'un excès d'humidité et produisent des émanations analogues à celles des marais ordinaires. Cela n'arrive pas lorsque le sol est protégé contre l'ardeur du soleil par une végétation puissante comme celle des forêts par exemple. Mais si le sol est dénudé ou ne présente qu'une maigre végétation comme cela arrive trop souvent à l'époque de la sécheresse, dans les contrées méridionales, le calorique pénètre d'autant plus facilement jusqu'aux substances susceptibles de fermenter que souvent la terre desséchée se fend et se couvre de crevasses qui permettent l'accès de l'air et facilitent le dégagement de l'effluve.

A Lamothe-Beuvron, par exemple, à une profondeur de 0 m. 50 c. à 1 m. environ, à l'époque des plus grandes chaleurs et des plus grandes sécheresses, alors que toutes les flaques d'eau avaient disparu du sol, on rencontrait une véritable nappe d'eau.

L'insalubrité des contrées marécageuses résulte du dégagement, du fond des marais, d'émanations particulières qui prennent naissance par suite de la fermentation des matières organiques sous l'eau ou en présence d'un excès d'humidité.

Les matières organiques qui se décomposent au fond des marais proviennent des êtres organisés qui vivent dans les eaux stagnantes. Les marais sont toujours le siège d'une végétation luxuriante dans laquelle on voit prédominer, sous le climat de la France, toute la flore marécageuse des contrées tempérées. Au milieu de ces plantes vivent des poissons, des batraciens quelques espèces d'oiseaux et de mammifères, des insectes à l'état parfait ou à l'état de larves, des crustacés, des annélides, des mollusques, des vers, des zoophytes et des myriades d'infusoires. Les déjections de ces animaux, les parties qui se détachent de leurs corps, celles qui se séparent des végétaux et en dernier lieu les cadavres des uns et des autres après qu'ils ont cessé de vivre, gagnent nécessairement le fond des eaux. C'est ainsi que s'accumulent au milieu de la vase des marais des débris organiques qui sont les uns d'origine végétale et les autres d'origine animale. C'est là un fait qu'il est important de constater, car il démontre que l'effluve n'est pas comme on l'a dit un infectieux d'origine purement végétale et qu'il se distingue des émanations putrides ou septiques plutôt par les circonstances dans lesquelles il se produit que par la nature des substances qui lui donnent naissance en se décomposant.

Quoiqu'il en soit, les matières organiques que renferme la vase des marais entrent en fermentation dès que la température s'élève suffisamment et produisent des émanations qui constituent l'infectieux auquel on a donné le nom d'effluve, de miasme paludéen, de ferment paludéen, de miasme marécageux, de miasme des marais, d'exhalaison marécageuse ou simplement d'exhalaison.

L'effluve se dégage des matières en voie de décomposition qui le produisent sous forme de gaz. Pendant les temps chauds il est facile de voir ces gaz s'élever du fond de l'eau et former des bulles qui viennent crever à la surface. On peut même en activer le dégagement en remuant avec un bâton la bourbe des marécages. C'est d'ailleurs le moyen que l'on emploie pour recueillir dans des cloches renversées les fluides qui se produisent. Le gaz que l'on se procure de cette manière est en grande partie formé d'hydrogène carboné auquel se trouvent associés en proportions très variables, de l'azote, de l'oxyde de carbone, de l'acide carbonique, et quelquefois même de l'hydrogène sulfuré et du gaz ammoniac. Tous ces gaz sont impropres à la respiration, et quelques-uns d'entre eux jouissent même de propriétés toxiques qui les rendent fort dangereux. Cependant ce n'est pas à eux qu'il faut attribuer l'action funeste de l'effluve sur l'économie animale, car les effets produits diffèrent essentiellement de ceux que l'on obtiendrait en faisant respirer à des animaux un mélange d'air et des gaz que nous venons d'indiquer préparés par les moyens que l'on emploie dans les laboratoires. C'est qu'en effet les propriétés fâcheuses de l'effluve sont dues à la présence au milieu des gaz que nous venons de nommer d'une matière azotée d'origine organique sur la nature de laquelle on est bien loin d'être fixé.

La présence de cette matière est décelée tout d'abord par l'odeur spéciale des émanations marécageuses; elle est ensuite démontrée par les expériences qui ont été faites pour saisir ce que l'on pourrait appeler le principe actif de l'effluve. De nombreuses tentatives ont été entreprises pour atteindre ce résultat. De Gasparin, Brocchi, Rimigliano, Moscati, Boussingault, ont imaginé de condenser à l'aide d'appareils contenant des mélanges réfrigérants, la vapeur d'eau chargée d'effluves qui existe au-dessus des marais les plus dangereux; d'autres, comme Rigaut de l'Isle, ont simplement recueilli en faisant usage d'appareils spéciaux, la rosée qui se dépose naturellement dans des pays à marécages. Enfin d'autres encore, comme Thénard et Dupuytren, ont fait passer à travers de l'eau distillée l'air contenant des effluves; dans tous ces cas on a obtenu de l'eau dans laquelle il a été facile de reconnaître la présence d'une matière organique azotée. Cette eau brunit par l'acide sulfurique concentré qui carbonise les substances organiques qu'elle renferme. Évaporée à une douce température, elle laisse un résidu qui ne tarde pas à prendre une odeur putride; enfin, si on l'abandonne à elle-même sans lui faire subir aucune espèce de préparation, elle laisse bientôt déposer des flocons légers d'une matière putrescible, d'une odeur cadavéreuse. On est allé plus loin encore dans ces derniers temps à l'aide des appareils aspirateurs, on a recueilli soit dans des tubes en U, soit sur des lames de verre enduites de glycérine, les corpuscules que l'air des marais renferme et l'on a constaté, dans plusieurs circonstances, la présence de débris de plantes, de fragments d'insectes, d'œufs d'animaux inférieurs, de spores et même d'infusoires tout formés. Seulement on n'a pu déterminer encore si les œufs, les spores et les infusoires appartiennent à des espèces particulières ou si ce sont les mêmes que ceux que l'on rencontre partout. M. Balestra a parlé récemment d'une algue particulière encore indéterminée qui lui parait jouer un rôle dans l'influence des marais Pontins.

Plus récemment encore, les journaux anglais ont publié les observations du docteur Salisbury qui croyait avoir reconnu la cause des fièvres intermittentes par la présence de spores cryptogamiques dans les lieux où cette affection existe, au-dessus des marais et dans leur voisinage, dans la vapeur condensée de ces lieux. Il appuyait ses dires sur l'expérience faite sur deux jeunes gens qui contractèrent l'affection.

En résumé on peut dire qu'on manque aujourd'hui comme autrefois de connaissances précises en ce qui concerne la nature de l'effluve, et tout ce que l'on peut dire de cet agent d'infection, c'est qu'il est formé d'un mélange de quelques gaz bien connus auxquels est associée une matière d'origine organique très-putrescible qui paraît en être la seule partie active.

Le dégagement de l'effluve ne se fait pas avec la même activité dans toutes les circonstances et dans tous les lieux; diverses conditions ont de l'influence sur les phénomènes de la fermentation qui le font naître. Les plus importantes à nommer sont la température, la profondeur des eaux et leur état plus ou moins marqué de stagnation, le mélange des eaux salées et des eaux douces et la mise à nu des fonds marécageux accidentellement ou par les travaux de l'homme. Une température de + 15 à + 25 ou + 30° paraît être nécessaire pour que les matières organiques desquelles se dégage l'effluve puissent entrer en fermentation sous l'eau. Il résulte de là que la production de cet agent infectieux est subordonnée au climat, aux saisons et même aux heures de la journée.

CLIMAT.

Dans les pays froids, il ne se produit point d'affluve. La ligne isotherme de + 5° qui traverse des contrées où la moyenne de l'été est de + 10, et celle de l'hiver de 0, marque dans notre hémisphère la limite au N. de laquelle on n'a plus à constater la funeste influence des émanations paludéennes. Cette limite se rapproche ou s'éloigne plus ou moins du pôle suivant les inflexions de la ligne isotherme elle-même. En Asie, elle descend jusque vers le 50° de latitude boréale, tandis qu'en Suède elle remonte jusque vers le 63° et dans l'Atlantique jusque vers le 67° degré.

Les contrées chaudes du globe, celles qui se rapprochent de l'équateur, sont celles où la fermentation donne lieu à la production des effluves les plus abondants et les plus pernicieux. Là le dégagement est en quelque sorte incessant, et le plus souvent, les difficultés ou l'impossibilité de l'acclimatement pour les hommes ou les animaux qui viennent des régions septentrionales dépendent uniquement de l'état d'insalubrité dans lequel l'atmosphère est constituée par suite de la présence des effluves.

Dans les contrées à climat tempéré, le dégagement de l'effluve se fait avec plus ou moins d'activité suivant la saison. En hiver, lorsque la température se rapproche de 0, ou descend plus bas encore, la fermentation est arrêtée; mais elle reprend son cours vers le milieu ou la fin du printemps, lorsque le thermomètre monte à 20, 25, 30, ou 32° au-dessus de 0. C'est alors aussi que les émanations effluviennes dénotent leur présence en provoquant la réapparition des maladies paludéennes. En France, c'est en juin, juillet, août et septembre que s'exhalent les effluves les plus actifs, dont la production est alors favorisée tout à la fois par une température élevée et par l'évaporation d'une partie des eaux stagnantes. La cessation des grandes chaleurs à la fin de l'automne coïncide ordinairement avec un amoindrissement de leur action, qui finit par s'éteindre tout à fait à l'arrivée des premières gelées. Le calorique indispensable à la production des effluves facilite aussi leur propagation en augmentant la force dissolvante de l'air et en activant le déplacement de ce fluide ; à mesure que les couches inférieures de l'atmosphère sont échauffées, raréfiées par la chaleur, elles dissolvent une plus grande quantité d'émanations et les entraînent dans l'espace ; l'air qui vient occuper la place abandonnée par celui qui s'élève, s'échauffe, se dilate, s'en charge à son tour, et les dissémine ensuite comme celui qui l'avait précédé sur la surface du marécage. Pendant les chaleurs du milieu du jour, les émanations marécageuses se répandent dans l'atmosphère en abondance ; mais élevées dans les régions supérieures de l'air par les mouvements ascensionnels que le calorique détermine dans ce fluide, elles ne produisent aucun mauvais effet sur les animaux, tandis que le soir, quand l'air perd avec sa chaleur sa force dissolvante, elles se rabattent, retombent et se joignent à celles qui continuent à s'échapper du sol échauffé, et qui ne peuvent pas être élevées par l'air frais de la nuit. C'est donc après le coucher du soleil que le voisinage des marais est le plus nuisible, surtout en automne, quand les soirées déjà fraîches succèdent à des journées très-chaudes.

Le matin, le danger est moins grand que le soir, mais il est plus grand que vers le milieu du jour. A cette heure de la journée le travail de la fermentation n'est pas, il est vrai, encore bien actif, mais le peu d'effluves qui se dégagent alors demeurent à une faible élévation au-dessus du niveau du sol jusqu'à ce que l'air soit suffisamment échauffé pour les emporter dans les hautes régions. C'est aussi le moment où se forment le plus souvent, au-dessus et au voisinage des marais, des brouillards qu'il n'est pas prudent de faire respirer aux hommes et aux animaux.

La profondeur des eaux stagnantes exerce une certaine influence sur la production de l'effluve par l'obstacle que l'eau apporte à la pénétration du calorique et de l'air jusqu'au fond des marais et par l'action dissolvante dont ce liquide semble doué à l'égard de quelques-uns des principes qui constituent les émanations marécageuses.

Ces deux effets se comprennent facilement. L'eau soumise à l'action des rayons solaires ne s'échauffe qu'avec lenteur. Si elle est en couche épaisse au dessus des matières organiques qui occupent le fond du marais, elle suffit souvent pour empêcher le calorique d'arriver à ces matières en quantité suffisante pour provoquer la fermentation. En outre, en supposant même que la fermentation s'établisse, ce qui arrive quelquefois par les grandes chaleurs, les gaz forcés de traverser une grande masse d'eau s'y dissolvent en partie et avec eux probablement aussi quelques-uns des éléments de l'effluve se trouvent retenus.

Lorsqu'au contraire la couche d'eau offre peu d'épaisseur, ou bien encore lorsque le fond du marais est mis à nu, rien ne manque pour que la fermentation se développe avec toute l'activité qu'elle peut prendre sous l'influence de l'air et d'une température élevée et rien ne s'oppose à la dissémination complète dans l'atmosphère de toute la quantité d'effluve qui a été produite. On se rend aisément compte d'après cela des grandes différences qui se font observer dans les effets des marais mouillés et dans ceux des marais desséchés, de l'innocuité de certains marais pendant le printemps et le commencement de l'été tant que l'eau qu'ils renferment n'a que peu ou point diminué et de leurs funestes influences au moment où les chaleurs de l'été ont fait disparaître la plus grande partie de l'eau qui en couvrait le fond. Ajoutons enfin qu'en ce qui concerne les marais souterrains, c'est par l'échauffement de la couche arable du sol que le calorique arrive jusqu'aux matières organiques humides susceptibles de fermenter, et que souvent ce sont les crevasses qui se forment pendant les chaleurs qui favorisent la pénétration de l'air jusque dans les couches profondes.

Les effluves ne se produisent que dans les terrains couverts ou imprégnés d'eaux stagnantes. Il ne s'en produit pas dans les eaux courantes. Cela résulte d'abord de ce que le mouvement des eaux emporte les matières organiques mortes, au fur et à mesure qu'elles tendent à se déposer, et ensuite de ce qu'il ne permet pas à une végétation puissante de s'établir et d'attirer à elle tous les animaux qui peuplent les marais.

Le renouvellement du liquide dans les points où existent accidentellement des substances organiques en voie de décomposition suffit d'ailleurs, dans la plupart des cas, pour entraîner les produits de la fermentation sans leur permettre de jamais s'accumuler. Hâtons-nous de dire cependant qu'il ne faut pas être trop absolu dans les assertions que nous venons de formuler, et que parfois il se produit des effluves dans les rivières dont le cours est trop lent pour ne pas permettre le dépôt des débris organiques, et une végétation plus ou moins semblable à celle des véritables marécages.

La nature des eaux qui constituent les marais, est une des circonstances qui ont le plus d'influence sur la production de l'effluve. Toutes choses étant égales d'ailleurs, les marais d'eau douce sont moins dangereux que les marais d'eau salée et ceux-ci paraissent être moins dangereux que les marais mixtes.

Lorsque l'eau salée demeure stagnante dans les excavations irrégulières qui bordent le rivage et qui n'ont souvent que peu ou point de communication avec la mer, elle constitue des marais salés. Ces marais se peuplent, comme les marais d'eau douce, de végétaux et d'animaux inférieurs; des débris organiques s'y accumulent, fermentent sous l'influence de la chaleur avec une remarquable activité, répandent dans l'air des effluves en abondance. Mais lorsque l'eau salée est reçue dans des bassins préparés à cet effet dans le but d'obtenir du sel marin, les conditions sont bien changées. Elle forme alors ce qu'on appelle des marais salants. Là tout est disposé pour favoriser l'évaporation de l'eau de la mer que l'on renouvelle au fur et à mesure que s'accomplissent les opérations et dans laquelle on ne permet pas une fermentation qui nuirait au but que l'on poursuit.

Il n'en est plus ainsi des marais salants mal construits, mal exploités, ou abandonnés. Les bassins dégradés ne permettent plus l'écoulement des eaux mères qui restent stagnantes, croupissent, se mélangent même quelquefois à des eaux douces et deviennent de puissantes causes d'insalubrités. Ce sont ces marais qui portent le nom de marais gâts et c'est à eux qu'il faut rapporter tout ce qui a trait à l'influence pernicieuse des marais salants.

Le mélange des eaux salées et des eaux douces donne une activité extraordinaire à la fermentation. Il se passe là sans doute des réactions qui n'ont pas encore été bien étudiées mais qui doivent donner naissance à des produits d'une activité excessive, car partout où l'on observe des marais mixtes, les maladies paludéennes sévissent avec rigueur.

Les marais, quels qu'ils soient, engendrent des effluves toutes les fois qu'une température assez élevée arrive jusqu'aux matières qui occupent le fond. Mais dans ces conditions ils ne sont jamais plus pernicieux que quand on les soumet à des travaux qui remuent la vase et qui la mettent à nu. C'est là le plus souvent ce qui arrive lorsque l'on tente de les dessécher et que l'on est obligé, pour éviter les complications qu'entraînerait la présence des eaux en abondance, de faire les opérations en été ou en automne. Ce que nous avons dit plus haut de l'influence de la chaleur; de l'air et d'une faible couche d'eau dans la production de l'effluve, suffit pour faire comprendre combien le dégagement doit alors prendre d'activité. De là les affections qui se sont fait observer à diverses époques sur un grand nombre d'ouvriers employés à de semblables travaux et qui ont eu leurs analogues chez les animaux qui se trouvaient dans les mêmes conditions.

Il est bon de remarquer que ce n'est pas seulement dans les marais proprement dits que l'on voit se manifester les faits que nous venons d'indiquer. Ils se produisent très-souvent aussi lorsqu'on remue les terres où le sous-sol imprégné d'humidité stagnante constitue les marais souterrains. Le contact de l'air nécessaire à toute fermentation facilite alors la production des effluves. Les matières organiques se conservent dans les terres fortes sans éprouver aucune altération; mais elles fermentent et dégagent des gaz insalubres, si on les ramène à la surface du sol. On a vu, à la suite de labours profonds, d'anciens marais,à fonds argileux,devenir des foyers d'infection. Il y a plus, une légère humidité suffit souvent pour déterminer la production des émanations morbifiques. Les terrains non submergés qui renferment des substances salines et des matières organiques peuvent en émettre surtout quand on les travaille après qu'ils ont été soumis à des alternatives de pluie et de chaleur. Plusieurs fois, on a vu les fièvres apparaître au moment où l'on creusait des canaux, celui de St-Quentin par exemple, où l'on faisait des travaux pour l'établissement des routes ou de chemins de fer. Après s'être produit comme nous venons de l'indiquer, l'effluve se répand et se dissémine dans l'air et exerce son action sur les êtres organisés qui vivent au centre ou au voisinage du foyer d'infection. Mais malheureusement il peut étendre ses ravages beaucoup plus loin en se propageant en hauteur et latéralement dans tous les sens.

La propagation en hauteur est, comme nous l'avons dit déjà, une conséquence de l'action de la chaleur qui dilate l'air imprégné d'effluves et le fait monter dans les hautes régions. Dans cette ascension l'infectieux se dissémine peu à peu dans des volumes d'air qui sont de plus en plus grands, de telle sorte qu'il arrive nécessairement un moment où il est tellement dilué qu'il ne peut plus exercer que peu ou point d'action sur l'économie animale.

La propagation dans le sens horizontal est une conséquence de l'action des vents. C'est lorsque l'air est tranquille, quand les obstacles s'opposent aux mouvements de l'atmosphère, que le voisinage des marais est malsain, mais pendant le règne des vents, lorsque l'air circule librement sur les marécages, il y a moins de danger à y conduire le bétail.

Si le temps est calme, les effluves ne se propagent en assez grande quantité que pour nuire à une petite distance du lieu où ils sont produits, ils s'élèvent plus qu'ils ne s'étendent horizontalement. Les lieux légèrement élevés, les côteaux dominant les marais, sont, en général, plus insalubres que les plaines également éloignées de ces foyers d'infection.

Si les mouvements de l'atmosphère sont rapides, impétueux, irréguliers, les effluves sont entraînés, dispersés, disséminés dans tous les sens et rendus inertes, mais si un vent régulier ne souffle que légèrement, il peut transporter, à de très-grandes distances sans les affaiblir, les principes morbifiques élevés des lieux humides.

Dans leur propagation dans le sens horizontal, les effluves sont quelquefois arrêtés ou détournés par des obstacles qui s'opposent à la marche des courants d'air par lesquels ils sont transportés. Des montagnes, des forêts, des constructions même suffisent alors pour préserver des localités de l'action des émanations marécageuses. Il paraîtrait que certaines plantes auraient la propriété d'absorber ou de détruire l'influence pernicieuse des miasmes, il serait plus rationnel d'attribuer cette influence non à la respiration de ces plantes comme l'ont prétendu certains auteurs, mais à l'ozone ou oxygène électrisé qui, comme on le sait, neutralise l'effluve ou les autres infectueux.

Si il est des localités auxquelles des obstacles naturels procurent le bénéfice d'être préservées de la funeste influence des effluves, il en est d'autres pour lesquelles ces obstacles sont pernicieux. Ce sont celles, on le comprend, vers lesquelles les courants d'air infectés sont réfléchis, ou bien encore celles où, par suite de la disposition des lieux, les effluves sont maintenus dans une sorte d'état de stagnation qui leur permet de se conserver longtemps avec toutes leurs propriétés. C'est pour cela qu'au fond des vallons, sur les collines dominées par des bois, les marais sont plus dangereux que sur les lieux élevés et nus. L'air toujours agité des hautes montagnes dissémine les effluves à mesure qu'ils sont produits.

L'agitation de l'air n'est pas d'ailleurs la seule circonstance heureuse qui rende les effluves impuissants. Les pluies abondantes ont souvent aussi le même résultat. Par l'humidité qu'elles répandent dans l'air, elles affaiblissent sa tendance à dissoudre les vapeurs chargées du principe infectieux et ramènent même à terre les émanations insalubres déjà répandues dans l'espace. En outre elles ralentissent le dégagement de l'effluve en abaissant la température et en augmentant l'épaisseur de la couche d'eau qui recouvre la vase des marais. Les effluves pénètrent dans l'économie par les voies respiratoires. C'est la plus large surface qui puisse être ouverte à leur absorption, et l'état dans lequel ils se trouvent associés à l'air que les animaux respirent rend infiniment facile ce mode de pénétration. Il est probable qu'ils sont aussi absorbés par la surface cutanée et l'on a même admis pendant longtemps sans contestation qu'ils l'étaient également par le tube digestif. On se rappelle les expériences de M. de Gasparin qui développa la pourriture chez des moutons en les frictionnant avec de l'eau résultant de la condensation de la vapeur au dessus d'un marais et en leur faisant boire de cette eau.

Cependant l'épaisseur du tégument chez les mammifères, l'épiderme et les poils dont il est revêtu, doivent le rendre peu propre à l'absorption des agents qui ne l'attaquent pas chimiquement et cela permet de douter que les effluves et les autres infectieux arrivent ordinairement par cette voie jusque dans le torrent circulatoire.

On est en droit d'élever les mêmes doutes en ce qui concerne l'appareil digestif. Il est évident que les effluves doivent se déposer avec la rosée sur les plantes que les animaux mangent au voisinage des marais, mais il est douteux qu'après avoir été déglutis, ils puissent demeurer longtemps en contact avec les fluides qui sont sécrétés dans le tube digestif, sans subir des altérations qui leur fassent perdre leurs propriétés. C'est donc à peu près uniquement par la muqueuse respiratoire que se produit l'intoxication paludéenne. Celle-ci n'a lieu évidemment qu'après l'absorption de l'effluve. Mais il est bon d'observer que les animaux qui vivent dans les pays marécageux subissent tout à la fois l'influence de l'humidité qui se répand souvent en excès dans l'atmosphère, celle d'une alimentation médiocre ou mauvaise et celles des émanations au milieu desquelles ils se trouvent constamment. Il en résulte des effets complexes qu'il est quelquefois difficile d'isoler les uns des autres par la pensée.

Les effluves introduits dans le sang le décomposent, ils augmentent l'eau, font diminuer la fibrine, l'albumine; le sang, ayant alors plus de fluidité, tend à s'épancher et produit la cachexie aqueuse, mais l'eau ne semble pas avoir véritablement augmenté. C'est donc une liquéfaction du sang qu'ils produisent.

Les effluves ont une période d'incubation, mais elle est souvent très-courte, ainsi, les étrangers dans les marais Pontins gagnent la fièvre en deux ou trois heures. L'incubation peut cependant durer plusieurs semaines, quelques mois même et, caractères particuliers, ces fièvres se développent quelquefois lorsqu'on est arrivé dans des pays très-sains comme celà a eu lieu pour notre cher et regretté Renault.

Les effets de ces effluves sont très-différents : chez les uns ce sont des fièvres simples, chez les autres des fièvres intermittentes, rémittentes, pernicieuses. Dans quelques cas c'est simplement la dyssenterie, l'hydroémie, une cachexie ressemblant à l'anasarque, des hémorragies générales ; dans les pays chauds, la terrible fièvre jaune, d'après les meilleurs auteurs, en est le résultat, dans les marais du Gange, le choléra. La cachexie paludique est très commune en France, surtout dans la Bresse; les malades sont assez bien pendant l'hiver et redeviennent malades l'été.

Dans le cas de maladie paludéenne, la rate est toujours gonflée, il est facile de s'en rendre compte par la percussion, à l'aide du plessimètre on délimite parfaitement cet organe. Cela arrive aussi dans le cas de maladies charbonneuses, de sang de rate, elle peut acquérir deux ou trois fois son volume. C'est probablement à cette coïncidence que certains observateurs ont cru devoir rapporter l'influence des miasmes paludéens sur le développement de cette affection.

Les effluves agissent plus vivement sur l'homme que sur les animaux, et parmi ces derniers, il y a des différences ; c'est par aptitude décroissante que cette influence se fait sentir : le lapin, le mouton, le cheval, le chien, le buffle.

Les maladies qui se développent sur les animaux sont analogues quelquefois à celles de l'homme. Matava dit avoir vu la fièvre intermittente sur le cheval en Italie. Vicq-d'Azir nous dit avoir observé des maladies charbonneuses causées par les effluves paludéens, et Lancisi va plus loin, il trouve le typhus. Il est inutile de dire que ces observateurs ont amplifié les faits et pas plus Vicq-d'Azir que Dupont de Bordeaux n'ont démontré l'influence paludique sur le développement du charbon. Chez les animaux les miasmes liquéfient aussi le sang, ils le fluidifient en quelques heures mais il faut injecter une certaine quantité de matières organiques dans les veines pour obtenir ce résultat, on voit aussi, de même que dans le charbon, un gonflement de rate plus ou moins marqué.

La rate peut être tuméfiée dès le premier accès, cette hypérémie passe pendant l'apyrexie pour revenir à chaque accès et bientôt la tuméfaction devient persistante. La congestion splénique s'accompagne toujours, sous l'influence paludéenne, de la destruction des globules rouges dans la rate et de la pigmentation du tissu splénique, pigmentation due à la matière colorante libre des globules détruits.

Lorsque l'influence paludéenne a duré un certain temps et qu'il survient une cachexie-palustre, la rate n'est plus seulement congestionnée, elle est aussi indurée et atteinte d'une sorte de cirrhose avec pigmentation. La rate très congestionnée présente dans certaines parties des épanchements sanguins, des foyers hémorragiques, et quelquefois des déchirures.

L'examen microscopique de la bouillie splénique raclée sur la rate fraîche montre souvent des cellules lymphatiques contenant du pigment brun ou du pigment noir autour du noyau. Il en est de même des cellules endothéliales des veines de la pulpe qui présentent souvent des granulations pigmentées au milieu de leur protoplasma.

Les veines de la pulpe examinées sur des sections après durcissement complet de la rate sont plus élargies qu'à l'état normal. Les trabécules de la capsule et du tissu réticulé de la pulpe sont normaux, quelquefois un peu épaissis. L'hypertrophie de la rate est donc surtout due, en pareil cas, à la distension des veines et un peu à l'épaississement des travées fibreuses. Les cellules lymphatiques ne sont pas en plus grand nombre qu'à l'état normal, mais elles contiennent des granulations pigmentaires. En somme, la lésion de la rate consiste essentiellement dans une destruction des globules rouges et dans la formation du pigment noir à leurs dépens et par suite dans une infiltration pigmentaire des globules blancs. Rien, en un mot, ne vient confirmer dans tout ce qui précède les dires si nombreux de l'influence paludéenne sur le développement du charbon.

On a dit, sans tenir compte de leur organisation,

que les animaux, par le fait de leur station quadrupédale et par conséquent respirant plus près de la terre, devaient être plutôt frappés des affections paludéennes que l'homme, rien n'est moins prouvé que cette assertion.

Le mode d'action des effluves est assez peu connu, ils peuvent se répandre dans tout l'organisme, dans le sang, se localiser dans la rate où ils séjournent et montrent leurs effets de temps en temps, ce qui explique les fièvres intermittentes.

Pour expliquer le mode d'action des matières putrescibles de l'effluve, certains auteurs ont dit qu'ils agissaient à la façon des ferments, explication assez obscure qui, d'après le professeur Colin, n'explique rien du tout.

Ce qu'il y a de certain, c'est que, contrairement aux virus, ils peuvent produire cinq ou six maladies différentes, ce qui est également contraire à la théorie de la fermentation. Lorsqu'ils agissent sur l'homme, l'effet est très-marqué et très-prompt. Trente personnes étrangères se promenaient sur les bords du Tibre, les eaux étaient basses et permettaient le dégagement des effluves, le vent soufflait. Deux jours après, 29 sur 30 avaient la fièvre intermittente.

Quant à leur sphère d'action, elle est, quoiqu'on en ait dit, assez limitée, il est certain qu'elles ne sont pas portées horizontalement à plus de 300 mètres. En hauteur la distance est moindre encore. En Italie, en Corse, elle ne se fait guère sentir dans les habitations au delà du premier étage.

Dans les Antilles où les émanations marécageuses

sont parfois si terribles, M. de Humboldt a constaté qu'on ne ressent plus les effets de ces émanations à 600 mètres de hauteur.

En résumé, il est permis d'affirmer que les marais, quels qu'ils soient, n'ont par les miasmes qu'ils exhalent aucune influence sur l'étiologie des affections charbonneuses.

QUATRIÈME QUESTION.

DE LA NATURE DES EAUX.

Beaucoup d'observateurs qui ont étudié la maladie qui nous occupe n'ont jamais manqué d'ajouter dans la nomenclature toujours longue et obscure des causes du développement du charbon, l'influence des eaux. Garreau déjà, en 1856, signalait la millième fois peut-être avec tant d'autres, les eaux vaseuses, recevant l'égout des fumiers. Vangeon, cité par Garreau, parle d'eau corrompue. Baudouin de Chartres nous montre les mares infectes. Relativement aux eaux des mares dont nous avons longuement parlé, dit Garreau, dans la même communication à la Société Vétérinaire 1856, tout le monde est à peu près d'accord pour reconnaître que l'ingestion réitérée des eaux impures dans les voies digestives accumule dans l'économie animale un principe septique susceptible de produire les maladies charbonneuses. Delafond lui-même ne niait point absolument ces assertions, cependant dans une réfutation des idées émises par Garreau il dit : « Les eaux stagnantes et impures des marais, des étangs, des noues, des fossés, ont été considérées par tous les auteurs vétérinaires comme des causes efficientes des maladies putrides et charbonneuses. Je suis tout à fait de cet avis, et je ferai remarquer : que toutes les fois que ces causes agissent de concert avec les effluves des marais, des étangs, des prairies inondées, l'empoisonnement putride n'en est que plus prompt et plus terrible. Ces causes maladives existent elles en Beauce ? Assurément non. Ce ne sont donc point les eaux impures des mares qui occasionnent la maladie du sang en Beauce. Comme on le voit, ajoute Garreau, tout en reconnaissant que l'eau des mares dans quelques fermes est impure et infecte, M. Delafond est loin de l'admettre comme cause, et il ne pouvait le faire sans renverser d'un seul coup l'édifice du sang de rate, dont les pierres artistement posées, mais mal jointes menacent aujourd'hui de tomber en ruine. En effet, de l'édifice dont parle Garreau, que reste-t-il aujourd'hui ? Si l'eau a réellement une action dans l'étiologie du charbon, en procédant comme nous l'avons fait précédemment pour le sol et l'exposition des lieux, nous ne pouvons manquer de la rencontrer.

L'eau, aqua, forme à elle seule les 3/4 de la surface du globe, elle se présente dans la nature sous trois états différents, liquide, solide, gazeux ; libre ou combinée à d'autres corps, c'est toujours sous une de ces trois formes qu'elle se présente, je passe rapidement sur ses propriétés qui sont nombreuses pour arriver à sa composition.

Pure, l'eau se compose d'hydrogène et d'oxygène;

2 du premier pour 1 du second en volume, c'est en un mot un protoxyde d'hydrogène. Parmi les eaux naturelles on distingue : les eaux minérales, les eaux de mer et les eaux douces. C'est à ces dernières que nous nous arrêterons. Si l'eau chimiquement pure ne renferme que deux corps, celles que nous trouvons dans nos fleuves, nos rivières, nos ruisseaux, etc., contiennent une infinité d'autres substances en quantité variable telles que : silice, alumine, oxyde de fer, carbonate de chaux, de magnésie, sulfate de chaux, de magnésie, chlorure de sodium, carbonate de soude, sulfate de soude, de potasse, azotate de potasse, de soude, de magnésie, de l'iode, de l'acide carbonique, de l'oxygène, de l'azote, etc. etc.

L'eau est susceptible de diverses altérations et peut, dans ces conditions, prise comme boisson, amener dans l'économie des désordres plus ou moins graves et même, nous affirme-t-on, le charbon, c'est ce que nous allons rechercher.

Si l'eau est mauvaise, les animaux peuvent se refuser à la boire, qu'arrive-t-il alors ? Le sang s'épaissit, devient moins plastique, le système capillaire tend à s'obstruer, il se produit de l'inflammation, une diminution dans la secrétion des glandes et principalement dans celles de l'intestin ce qui amène, de la constipation avec fièvre. Les matières alimentaires de l'estomac se durcissent, et ne peuvent être chassées en ce sens que les parties de l'estomac ne peuvent se contracter dans leurs courbures. Chez les ruminants les aliments se durcissent dans les appendices antérieurs et postérieurs, dans le feuillet surtout où il se forme des tablettes qui peuvent obstruer entièrement le passage et amener la mort.

J'ai vu, étant à l'École, deux taureaux dont l'un est mort pour cette raison, l'autre par la gastrotomie a pu être sauvé. Ces obstructions se font observer sous l'influence de la stabulation permanente quand on donne aux animaux des fourrages grossiers et lorsqu'on les prive d'eau. Chez les solipèdes il peut se produire des obstructions du cœcum, réservoir destiné à contenir les liquides qui arrivent dans l'estomac et qui un quart d'heure après avoir été pris par l'animal se sont rendus dans le cœcum.

Le cœcum laisse difficilement sortir les matières durcies, elles ne tardent pas à obstruer le passage qui y est établi avec le colon et à la suite de coliques, d'hémorragies intestinales, l'animal succombe mais sans aucune trace de charbon. A l'autopsie chez le cheval et le bœuf, on trouve simplement des lésions appartenant soit à l'indigestion simple, soit à la congestion intestinale.

L'eau tiède que nous considérons comme altérée peut être nuisible. Il est facile d'admettre que les animaux qui ingèrent des eaux tièdes peuvent contracter des indigestions. Ces eaux sont lourdes et se digèrent difficilement; comme elles sont souvent prises en excès, la température étant elle-même très élevée, elles délibitent les animaux, ils sont languissants ; de plus, ces eaux peuvent renfermer des matières organiques commençant déjà à entrer en fermentation et se confondent par là avec l'eau des marais. Les eaux troubles que nous classons dans la même catégorie, contenant en suspension de la terre, du sable, etc., donnent lieu à des calculs qui, par leur masse, s'opposent dans la courbure substernale où on les rencontre, au passage des aliments. Les eaux remplies de vase contiennent des matières organiques en fermentation ; si elles n'ont pas été modifiées par le suc gastrique, ces matières donnent lieu à des altérations du sang, à des affections gastro-intestinales et tendent à produire la putréfaction des matières excrémentitielles. Ces eaux, filtrées, renferment encore une matière blanchâtre, formée de sels organiques. Ces matières organiques ont la propriété de décomposer certains sels, les sulfates entre autres, il se forme de l'hydrogène sulfuré qui est un poison même à faible dose. Les animaux cependant s'accoutument plus ou moins à leur action au bout de quelque temps et cette action finit par ne plus être fâcheuse. L'organisme est une sorte d'automate qui s'accoutume aux agents salutaires et funestes.

L'eau des étangs, des pêcheries surtout, si ils sont peu profonds, s'échauffe facilement, surtout dans les mares où l'eau ne se remplace pas facilement; ordinairement elle provient de la pluie, des fontaines, des puits, quelquefois elle reçoit le purin des étables et des fumiers, alors elle est colorée et très riche en matières organiques ; facilement altérable, elle ne tarde pas à se charger de gaz provenant de la décomposition putride, d'acide carbonique, de carbures hydriques, d'acide sulhydrique. L'eau des mares, par cela même qu'elle est très sapide, est très recherchée par les animaux, qui la boivent avec plaisir.

Souvent elle n'est pas malsaine, dit Zundel, et des hygiénistes l'on même considérée comme salutaire, cependant il n'en est rien et les eaux .des mares sont une source fréqnente des maladies, même d'épizooties tout comme l'eau des marais. Les eaux des mares peuvent contenir les substances végétales les plus diverses et surtout des légions de microzoaires, des monades, des protées, des valves, etc. Ehrenberg a vu des hydratins pondre 7 à 8 mille œufs tous les jours et pouvoir donner naissance en 20 jours à une race de 10 à 12 millions d'individus. Dans les organismes qui se développent dans l'eau des marais, il y en a quelques uns qui deviennent parasites chez les animaux qui s'en abreuvent; de ce nombre sont surtout certains helminthes, les distomes de la cachexie, certains ascarides, des strongles de bothriocéphale etc.

Très souvent les animaux rencontrent dans les mares des sangsues qui s'appliquent sur la peau et même sur les muqueuses.

L'eau des fossés d'irrigation, des fossés qui bordent les routes, se rapproche de l'eau des mares et a conséquemment les mêmes qualités nuisibles ; comme elle, elle ne doit servir qu'exceptionnellement de boisson, quoique nos animaux la recherchent.

L'eau des marais, des tourbières fournit, par la nature même du sol, du limon qu'elle recouvre, quantité de matières organiques qui ne tardent pas à s'altérer, surtout en été ; ces eaux ont toujours une certaine aigreur, due aux acides humique et crémique, quelquefois à de l'acide formique, butyrique ou caproïque. Les matières salines que renferme l'eau des marais sont de peu d'importance, quand on les compare aux éléments organiques; les gaz tenus en solution ne sont plus ceux de l'air atmosphérique, mais bien ceux provenant de la décomposition des matières organiques; de l'acide carbonique, de l'oxyde de carbone, des carbures hydriques, notamment le proto-carbure dit gaz des marais, de l'hydrogène sulfuré, quelquefois de l'hydrogène phosphoré, ces gaz donnent à l'eau une fétidité repoussante, celle-ci est surtout forte si les eaux servent au rouissage du lin ou du chanvre.

L'eau des marais communique son goût au lait; dans presque tous les cas, on la voit fatiguer les viscères gastriques et occasionner facilement la diarrhée voire même de la dyssenterie. Déjà, Hippocrate admettait que les eaux des marais produisent l'hypertrophie de la rate, et aujourd'hui, répète Zundel, on les accuse généralement et cela sans le démontrer, d'être une cause des maladies charbonneuses de nos animaux. Ce sont moins les eaux des marais, ajoute le même auteur, qu'il faut accuser de l'étiologie de cette maladie que l'air humide chargé de germes organiques qui se trouve à la surface des marais.

Nous avons vu précédemment les lésions des affections paludéennes, il est inutile d'y revenir. Il serait plus rationnel d'attribuer à l'influence des eaux des marais les maladies cachectiques, la pourriture ou cachexie aqueuse des ruminants, l'ostéoclastie dans certains pays, les hydropisies générales ou locales,

les diphtérites, la dyssenterie, l'hépatite aiguë dans les pays chauds, mais jamais le charbon. Examinez au microscope une goutte d'eau de véritable marais, vous y verrez plus de cent individus appartenant aux différents règnes de la nature, des infusoires de toute sorte, des rotifères, des végétaux formant la limite entre le règne animal et végétal, les diatomées par exemple. Vous y trouverez également des cercaires, des cryptogames, des œufs de distomes hépatiques, des œufs d'helminthes apportés par les excréments des animaux, des proglotis de certains tœnias, de bothriocéphales, des œufs d'ascarides, de strongles qui déterminent plus tard des bronchites vermineuses, mais point trace de bactéridies, aucun observateur ne les a signalées. Quelles que soient leurs altérations, c'est à tort qu'en est venu invoquer l'influence des eaux dans une affection où elles n'ont rien à faire.

Lorsque l'animal succombe à une affection déterminée par les eaux altérées, en trouve à l'autopsie chez le cheval, peu d'aliments dans l'estomac, le colon ou le cœcum et quelquefois ces deux réservoirs à la fois sont remplis de matières alimentaires plus ou moins délayées et mélangées à une certaine quantité de sang due à la congestion intestinale qui, d'ordinaire, termine ces genres d'affection. Les matières alimentaires sont teintes de sang plus ou moins noir mais prennent toujours au contact de l'oxygène de l'air la teinte rouge du sang normal. Les réservoirs intestinaux peuvent être restés intacts, mais il existe le plus souvent des déchirures qui se sont produites avant la mort, car les bords des plaies qu'elles forment sont ecchymosés, déchiquetés et ont déjà subi un commencement de réaction inflammatoire. Si la déchirure s'est produite, c'est ou sur la courbure gastrique du colon ou sur l'arc du cœcum.

Les matières contenues dans l'intestin se sont épanchées dans le péritoine, il y a un peu de liquide produit par la surface séreuse, on peut aussi rencontrer des obstructions par des pelotes, des égagropiles, des calculs etc. Tous les autres organes sont sains. C'est peut-être à cause de la marche rapide de cette affection qu'on l'aura confondue avec celles des affections charbonneuses, c'est là sa seule analogie. Chez le bœuf on trouve des aliments en plus ou moins grande quantité, peu de liquide, des gaz tels que : oxyde de carbone, acide carbonique, vapeur d'eau, hydrogène sulfuré, en un mot tous les gaz provenant de la décomposition des matières organiques et surtout des matières végétales, le réseau est presque vide de liquide, le feuillet dur complétement bourré renferme entre ses lames de véritables tablettes d'aliments qu'il est difficile même de détacher des lamelles du feuillet où elles sont comme incrustées. La caillette revenue sur elle-même, vide, renferme un peu de suc gastrique, sa muqueuse s'enlève par plaques, en laissant à nu la membrane charnue enflammée. L'intestin est vide, congestionné dans certains points, enflammé dans d'autres et présentant sur sa longueur des taches inflammatoires analogues aux empreintes que laisseraient les doigts ensanglantés ou des doigts qui l'auraient foulé ou meurtri. Le foie et la rate ne présentent point d'altérations notables, ils sont généralement exangues; on dirait que le sang qu'ils contenaient a été exprimé.

Les poumons présentent quelques taches ecchymotiques, de couleur sombre, le sang est noir, quelquefois même il est incomplétement coagulé, mais cette propriété qui est la seule ayant de l'analogie avec le sang charbonneux, s'efface vite au contact de l'oxygène de l'air, il reprend vite sa coloration rutilante et se coagule comme le sang normal.

Rien,en un mot,ne vient décéler dans les affections causées par les eaux altérées la présence du charbon. Les lésions causées par l'influence des eaux marécageuses, se rattachant à celles des miasmes paludéens, il est inutile de la reproduire ici ayant été traitée plus loin.

CINQUIÈME QUESTION.

DE L'INFLUENCE DES PLANTES FOURRAGÈRES.

Nous avons dit dans la première question de ce travail que c'est généralement les animaux les mieux portants, du meilleur embonpoint qui, les premiers, tombent victimes de la maladie charbonneuse. Delafond, comme nous, comme tant d'autres, avait observé le fait, il crut voir là uniquement la source du mal. L'influence des années humides et sèches, celle des terrains argileux ou à sous-sol imperméable, les miasmes paludéens, les eaux croupies pouvaient bien, selon lui, exercer une influence fâcheuse sur l'organisme animal, mais, disait-il et avec raison, ils ne peuvent de toutes pièces produire le charbon. Pour lui c'était le sang seul qui était altéré dans cette affection, le germe ne pouvait résider que dans les principes qu'il assimile dans l'aliment. Il s'est fourvoyé, il a cru voir dans la pléthore la cause du mal. Mais nous devons lui rendre cette justice,il a presque touché la véritable cause, *l'aliment,* il est regrettable qu'ayant été si près il s'égara si loin. Le maître ne pouvait se tromper, tous ses disciples entrèrent dans la voie nouvelle et l'alimentation fut clouée au poteau pour longtemps. Tous les écrits de cette époque sur la matière sont imprégnés de l'idée du maître, le delenda Carthago était lâché. C'est principalement, disait le savant maître en 1843, quand les animaux glanent des épis que la maladie sévit avec le plus d'intensité. L'excès de chaleur, ajoute-t-il, pourrait bien y être pour quelque chose, la soif etc , etc : toutes ces causes peuvent contribuer à épaissir le sang et à amener sa stagnation dans les vaisseaux.

En 1845, dans un mémoire sur le sang de rate, Charlier, de Reims, confirmait les idées de Delafond sur lesquelles il s'appuyait, s'égarait, se perdait même au point de confondre la congestion de la rate due à un état pléthorique avec le charbon et proposait de substituer à l'expression de sang de rate celle de congestion sanguine, idée qu'avaient émise : Tessier, Huzard, Girard, Yvart, Darboval et Delafond lui-même.

L'auteur du mémoire s'était tellement égaré dans cette voie, qu'il indiquait, comme moyen prophylactique, un régime se composant non pas de 10 lois comme le Décalogue des Hébreux qui apportait un nouveau Moïse, mais de onze prescriptions ayant toutes pour but de combattre la pléthore.

Dix ans plus tard, Garreau seul luttait contre les idées du Maître, et les subissait malgré lui. Il faut, disait-il, pour que les affections charbonneuses soient épizootiques, un foyer d'infection joint à une alimentation riche et une chaleur élevée, sans quoi la maladie reste à l'état sporadique. Il citait comme cause de mortalité chez un de ses clients l'alimentation exclusive pendant 18 mois avec le trèfle sec. La mauvaise influence que l'on prétendait reconnaître par l'alimentation avec les fourrages artificiels prenait plus de consistance chaque jour. L'idée de l'influence de la pléthore sur le développement du charbon était tellement en vogue que la même année, decembre 1855, Savigny citait des exemples venant renforcer l'idée émise par Delafond et où les foyers d'infection n'existaient point, cependant le charbon exerçait ses ravages, et cela, dit-il, grâce à une alimentation riche. Il citait de plus d'autres exemples confirmant les premiers où une alimentation riche était en partie neutralisée dans ses effets par des rations de racines administrées de temps à autre, ce qui, concluait-il, suffisait pour combattre la pléthore et par cela même le charbon dans son évolution. Il termine cette observation en ajoutant que dans le premier cas, le sang provenant d'animaux morts a suffi inoculé, pour faire développer une affection semblable à d'autres animaux, ce qui, à l'époque, avait un cachet de vérité, mais qui aujourd'hui ne prouve absolument rien ainsi que nous le verrons plus loin. La contagion, disait-il en terminant, ne peut se faire par virus volatil. Benjamin, (séance du 10 avril 1856,) examinant toutes les théories élevées sur l'étiologie du charbon, admet, sans tirer aucune conclusion précise, que les sujets qu'il a observés atteints du charbon étaient plus souvent dans un état d'embonpoint manifeste et que par conséquent l'alimentation riche doit être sinon une cause occasionnelle, du moins une cause prédisposante à la maladie. Il y a congestion, mais il y a autre chose que la congestion dont il ne se rend pas bien compte. Il ne partage nullement les idées de Garreau qui lui affirme que le seul moyen de préserver les animaux du charbon consiste à les nourrir très fort. Charlier renouvelle l'affirmation qu'il a faite en 1845, et ajoute qu'il est convaincu que la maladie n'est nullement contagieuse, qu'il a vu mettre des animaux sains au milieu de troupeaux malades et que ceux-ci n'ont nullement contracté la maladie. Il affirme qu'il a inoculé le sang d'animaux malades à des moutons sains sans obtenir de résultats. Il termine en disant que les moyens qu'il a préconisés produisent des effets merveilleux (sic).

Evidemment ce n'est pas le charbon qu'a observé Charlier, mais la congestion de la rate. Le désordre était à son comble.

Les fourrages artificiels sont la cause du sang de rate, vint un jour affirmer Delafond, et c'est dans les pays où l'agriculture est en progrès que la mortalité est plus considérable. C'était toujours la même idée que soutenait le Maître, il lui donnait plus de corps dans cette affirmation. N'est-il pas déplorable de voir, en 1838, le comice de Chartres décerner le premier prix à un mémoire de Vangeon où il conseille au paysan de rétablir les jachères et de rejeter la culture des fourrages artificiels ? N'est-il pas plus déplorable encore de voir dix-huit ans plus tard Delafond confirmer les dires de Vangeon en pleine Société Vétérinaire.

Heureusement pour Gilbert à qui nous devons la propagation de la culture des fourrages artificiels, heureusement que ce bienfaiteur de l'agriculture n'existait plus, sans quoi on lui aurait fait un mauvais parti, lui la cause de la richesse nationale. Ignorance, de quelles erreurs n'est-tu point capable ? N'as-tu point parfois lapidé tes bienfaiteurs ? Un tel chaos ne pouvait durer longtemps; des mémoires furent rédigés et envoyés à la Société Vétérinaire ; nous nous bornerons simplement à citer les auteurs Merche, Verrier, Bernardin, Hamon, Félizet, Petit-Clerc. De tous ces mémoires divers les prairies artificielles sont sorties unanimement victorieuses de l'épreuve. Non seulement il en est ressorti une appréciation solide des bienfaits réalisés par l'un des plus grands progrès dont l'agriculture de notre siècle ait été dotée, mais encore il a été établi que la consommation des fourrages artificiels par le bétail, loin d'altérer la constitution de celui-ci, n'a fait, dans tous les cas, que l'affermir ou l'améliorer.

La question pendante avait une importance tellement grande que sa discussion reflua jusque dans le sein de l'Académie des Sciences.

En 1864, Isidore Pierre rendait compte à l'Académie des observations qu'il avait faites des plantes fourragères provenant des pays ou règne le sang de rate, voici les conclusions de son rapport : 1° Dans les pays suspects de sang de rate, les plantes d'espèces données parvenues à un état déterminé de développement sont moins aqueuses qu'ailleurs ; elles sont en outre à poids égal et au même degré de siccité plus riches en principes alibiles, particulièrement en principes azotés ; elles doivent donc être capables de produire un sang plus riche en principes plastiques. 2° La flore du plateau sec de la Beauce est très riche en légumineuses, or, j'ai constaté par des analyses nombreuses que les légumineuses sont toutes choses comparables d'ailleurs plus riches en principes azotés et nutritifs et en principes minéraux que la plupart des autres plantes fourragères. 3° Dans les légumineuses telles qu'elles sont consommées comme fourrage, le poids des organes foliacés est une partie aliquote considérable du poids total des plantes prises dans leur entier et ces plantes dans les plaines sèches de la Beauce ne parviennent qu'à une assez faible hauteur, la proportion qui existe entre le poids des organes foliacés et le poids des autres parties est notablement plus élevée que dans les plantes de même espèce ayant acquis un développement considérable en hauteur.

4° Les animaux qui se nourrissent des premières à discrétion consomment donc une proportion plus considérable d'organes foliacés, c'est-à-dire les parties les plus riches en substances minérales, oxyde de fer, et surtout en principes organiques azotés. Les animaux les plus exposés à la maladie sont généralement les plus beaux du troupeau, ceux qui ont le plus d'étal. Si nous observons les allures des plus beaux moutons d'un troupeau, nous voyons bientôt que ce sont généralement les plus gourmands. En effet, lorsque cet animal paît, il est toujours en avant des autres, il ne broute que les parties les plus faciles à saisir, c'est-à-dire les sommités, les parties les plus tendres, les plus succulentes, les plus riches en organes foliacés et en principes plastiques. Cet animal dont il est ici question consomme donc en réalité des aliments plus substantiels que ne le font les animaux qui paissent derrière lui.

En résumé, par suite de la nature et des qualités spéciales des plantes dont elles se nourrissent, les bêtes ovines et bovines de la Beauce élaborent un sang trop plastique, trop riche en globules, en fibrine, en albumine, et trop pauvre en principes aqueux. Ce sang plus rouge, plus nourrissant, plus épais qu'il ne l'est habituellement à l'état normal, prédispose les animaux à des affections morbides ou à des accidents auxquels n'est pas exposé celui dont le sang, par suite de sa constitution, est doué d'une plus grande fluidité. Les déclarations faites par Isidore Pierre, sans soutenir tout à fait les idées de Delafond, concordaient cependant avec elles et leur donnait plus de poids.

Le département d'Eure-et-Loir effrayé des désastres que le charbon amenait chaque année, institua une commission chargée d'en faire l'étude. Après huit années d'observation, de 1857 à 1865, Boutet, rapporteur, fit au nom de la commission, les déclarations suivantes concernant l'alimentation très alibile :

1° L'alimentation substantielle, échauffante, n'est pas, comme beaucoup d'entre nous le croyaient, une cause déterminante du sang de rate.

2° L'alimentation aqueuse et rafraîchissante n'est pas du tout préservatrice de la maladie.

3° Le passage subit des moutons, de l'état de maigreur à celui d'embonpoint et réciproquement, ne parait pas non plus prédisposer les animaux au sang de rate.

Les conclusions de ce rapport nous permettront d'abandonner le côté de la question pour arriver de suite aux effets des fourrages avariés.

Un mot suffit pour abattre toutes les théories élevées sur l'influence des prairies artificielles, c'est que le charbon existait avant que l'on connût tous les avantages que pouvait procurer ce genre de culture, et Verrier lui-même, en 1866, dans ses considérations sur le sang de rate des grands animaux domestiques, nous dit, qu'avant l'introduction des prairies artificielles on connaissait même en Beauce les affections charbonneuses dans quelques communes du canton de Villers-Saint-Georges, bien appréciées déjà par la fertilité de leurs terres et la richesse relative de leur sol arable.

SIXIÈME QUESTION.

FOIN VASÉ.

Souvent, lors de la fenaison, ou peu de temps

avant, il y a des inondations des prairies, l'eau chargée de vase, de terre, de limon, souille les plantes et les altère. Le foin vasé est pâle, sec et encrouté de terre, qui s'en échappe sous forme de poussière quand on le remue, il craque sous la dent, son odeur est marécageuse, sa saveur souvent âcre. Outre la vase qui s'y trouve attachée, on y rencontre beaucoup de détritus organiques putréfiés, lorsque les inondations ont fait un long séjour dans la prairie où elles ont eu de plus pour effet de détruire un grand nombre de bonnes plantes, et d'en faire pulluler d'autres mauvaises à leur place. Ce foin, peu riche en principes alibiles, nourrit mal par conséquent, et se digère difficilement; les détritus de toutes espèces qu'il renferme, le rendent nuisible de plusieurs manières : aux organes respiratoires, par la poussière qui s'introduit dans les poumons, et peut causer des toux opiniâtres; aux conjonctives par la même poussière; à l'appareil digestif, par la terre dont il est chargé, qui peut faire naître des concrétions intestinales et par les corps durs qui usent les dents comme le ferait une lime; enfin, à l'économie entière, par les substances délétères qui y sont attachées, et dont peuvent résulter des maladies cutanées ou putrides.

Le foin vasé est une des principales sources d'épizooties. Ce foin, dit le professeur Baillet, d'Alfort, peut causer des maladies par altération du sang, le vertige, et dit-on, toujours sans le démontrer, les maladies charbonneuses.

FOIN MAL CONSERVÉ.

Le foin peut perdre rapidement en qualité s'il est mal conservé. Déjà par la dessication normale qu'il subit dans les prés, et plus tard par le ressuage dans le fenil ou dans la grange, il perd de sa valeur nutritive. Un échantillon de foin qui, au moment de la récolte renferme 10 % de matières protéïques n'en renferme plus que 8 % au bout d'un an. Le foin mal conservé fatigue les organes digestifs et amène quelquefois des indigestions. Règle générale, lorsque le foin est mauvais, il est refusé par les animaux. Ne sachant trop quelle cause invoquer, certains observateurs, voulant, je lâche le mot, poser pour le savant, se sont empressés de la trouver dans les aliments altérés par les cryptogames. On avait bien parlé avant eux des altérations des fourrages, vasés, lavés, trop mûrs, durs, fétides, vieux, plats, nouveaux, poudreux, moisis, pourris, charbonnés, rouillés, cela ne suffisait pas, la nomenclature quoique déjà longue devait compter une altération en plus, les cryptogames. Dénomination vague qui semble être beaucoup à la surface, qui n'est rien au fond, et sur laquelle nous reviendrons tout à l'heure. La doctrine cryptogamique était née. L'auteur émettait des idées sans nombre mais sans rien prouver. Nous pourrions en dire quelques mots; je crois plus simple de reproduire ici simplement les conclusions proposées par Renault : « Répondre à M. le Ministre que le travail de M. Plasse ne reposant que sur des assertions exclusivement personnelles, en opposition avec les observations faites jusqu'à présent, la société ne saurait lui donner son approbation. » Adopté à l'unanimité. — N'est-ce pas tout dire ? Malgré cela, pour être vrai, nous devons ajouter que la doctrine cryptogamique eut son jour de gloire, le professeur Delafond lui-même fut entraîné dans le mouvement, il écrivait, en 1848, dans deux ouvrages différents avec Neumann, Marchant et Gerlach, que les moisissures des fourrages étaient une cause principale de l'évolution du charbon, opinion qu'il n'avait pas quelques années auparavant quand il reconnaissait que les affections causées par les fourrages avariés étaient toutes différentes des affections charbonneuses. Chabert, Gilbert, Huzard et autres, ainsi que le fait remarquer le grand maître Bouley, dans son article sur le charbon, avaient eux aussi signalé l'influence des fourrages avariés, mais sans la séparer de toutes les autres causes indiquées que l'on pourrait appeler générales, que plus tard on qualifiera de causes erronnées, telles que les chaleurs succédant aux pluies, les inondations, etc. etc. Pour ces observateurs, l'influence des aliments gâtés agissait concurremment avec toutes les autres causes, mais ils se sont bien gardés de l'isoler des causes générales.

A Neumann, Marchant, Gerlach, Delafond et surtout Plasse, revenait cette priorité, Plasse fut ridicule dans cette thèse, qu'il soutenait à grands renforts de langage, phrases élevées, sonores, creuses et vides.

Des faits nombreux ont démontré que l'opinion générale des premiers, basée sur l'observation, était juste, et l'expérimentation a prouvé au contraire que les seconds s'étaient fourvoyés. Les fourrages avariés, comme nous l'avons vu plus haut, peuvent amener des désordres plus ou moins graves dans l'économie, telles que : indigestions, coliques, inflammations intestinales ou autres affections que l'on a qualifiées dans ces derniers temps de typhoïdes, ayant une grande analogie avec les affections charbonneuses mais absolument différentes à l'examen microscopique et à l'examen des lésions cadavériques. Pour ne point nous éloigner du programme, nous dirons cependant quelques mots des cryptogames qui paraissent avoir une influence plus grande sur les plantes et par contre sur les animaux, tels que le charbon et la rouille.

ROUILLE.

La rouille est une maladie qui apparaît au printemps sur les feuilles, sur les gaines des feuilles, sur les tiges et jusque sur les glumes et les glumelles de ces végétaux. Elles se montre sous forme de petites aspérités très nombreuses, éparses ou distribuées régulièrement, dans le derme des nervures, en série linéaire, qui d'abord soulèvent l'épiderme, puis finissent par le déchirer et par répandre une poussière abondante, entièrement constituée par des corps reproducteurs susceptibles de prendre des formes différentes, suivant que le parasite d'où elles émanent est à l'une ou à l'autre des phases de sa végétation. Cette poussière, qui est jaunâtre ou rougeâtre ou plus rarement noirâtre, est quelquefois si abondante qu'elle communique momentanément sa teinte aux vêtements de l'homme ou au pelage des animaux.

La rouille est due au développement de diverses espèces de champignons inférieurs qui appartiennent à la famille des Coniomycètes, à la tribu des Urédinées et au genre puccinia. Ces champignons sont très remarquables, en ce sens que chacun d'eux passe par trois formes distinctes, qui naguère encore étaient rapportées à trois genres différents et semble avoir besoin de vivre en parasite, au moins sur deux végétaux supérieurs souvent fort éloignés l'un de l'autre par leur caractère et par leur organisation. Pour bien faire comprendre comment les espéces du genre puccinia se produisent et se propagent, nous allons prendre l'une de celles qui croissent le plus ordinairement sur les céréales, et la suivre dans les différentes phases de son développement. Les agriculteurs distinguent sur les céréales plusieurs sortes de rouille telles que la rouille ordinaire, la rouille linéaire, la grosse rouille et la rouille des glumes. La rouille linéaire, par exemple, est due au puccinia graminis qui, sous sa forme ultime, semble se développer de préférence sur les chaumes et sur les feuilles de l'orge et de l'avoine, où elle provoque l'altération que les cultivateurs désignent sous le nom de noir ou de puccinie. Sur ces graminées elle constitue des groupes de taches brunes, puis noires, puis linéaires d'abord, puis confluentes qui soulèvent l'épiderme, le déchirent et répandent sous forme de poussière noire des corps reproducteurs qui ne sont autre chose que des spores particulières (Teleutospores,) oblongues, pédicellées, à cavité intérieure divisée en deux loges par une cloison transversale. La puccinie végète sur les graminées pendant la presque totalité de leur existence et peut produire un nombre considérable de spores. Mais celles-ci ne paraissent pas susceptibles de germer sur la plante où s'est développé le mycelium qui leur a donné naissance. M. de Bary a démontré qu'il leur faut pour se développer, être semées ou portées accidentellement à la face inférieure des feuilles de l'épine-vinette. (Berberis vulgaris). Là, elles germent et produisent un promycelium qui, après avoir fait naître trois ou quatre sporidies se dessèche et disparait. C'est alors aux sporidies qu'il appartient de conserver l'espèce en la faisant développer sous une forme nouvelle. Pour cela elles germent et donnent naissance à des filaments qui percent l'épiderme et s'accroissent dans le parenchyme des feuilles, où ils constituent bientôt un mycelium d'où s'élèvent au bout d'une ou deux semaines des réceptacles particuliers. Ceux-ci qui apparaissent sous les feuilles ressemblent d'abord à de petites pustules d'un jaune orangé qui s'ouvrent un peu plus tard en prenant l'aspect de cupules au fond desquelles se forment des spores. Sous cet état le parasite considéré par les anciens botanistes comme une espèce distincte recevait le nom (Æcidium Berberidis.) Il ne représente, en définitif, comme on le sait aujourd'hui que l'une des phases du puccinia graminis. Son rôle dans la vie de l'espèce consiste à produire des, spores disposées en chapelet qui se détachent au fur et à mesure qu'elles arrivent à maturité et qui sont aptes à germer immédiatement si elles rencontrent des conditions favorables. Or, c'est sur les feuilles de graminées qu'elles trouvent ces conditions. Si elles y sont portées vers le mois d'avril et même un peu plus tard, comme cela a été fait dans les expériences de M. de Bary, elles germent et forment un promycelium qui pénètre dans le parenchyme par les stomates, s'y ramifie et provoque dans l'espace de huit jours environ, l'apparition de l'uredo linearis, au développement duquel sont dues les pustules qui depuis longtemps sont connues comme caractérisant la rouille linéaire. Nous avons dit plus haut combien sont nombreux les corps reproducteurs des Uredo qui constituent la rouille. L'Uredo linearis est aussi bien partagé sous ce rapport que les autres espèces ainsi qu'on en peut juger par la poussière jaunâtre ou rougeâtre qu'il répand en abondance quand il a déchiré l'épiderme sous lequel il s'est formé et qui est entièrement composé de spores. Ces spores, de formes globuleuses ou un peu oblongues, sont considérées par les cryptogamistes comme des stylospores et font donner à l'Uredo linearis la qualification de forme stylosporienne du puccinia graminis; de même que les spores de l'Æcidium, elles reproduisent directement en germant sur les feuilles des graminées l'uredo d'où elles dérivent, et ce sont elles surtout qui multiplient, tant que la saison est favorable, l'urédinée essentiellement caractéristique de la rouille. C'est à d'autres organes c'est-à-dire aux téleutospores que l'on appelle aussi des spores hybernantes qu'est dévolu le rôle d'assurer la conservation de l'espèce jusqu'à l'année suivante. Ces téleutospores dont nous avons déjà parlé et qui caractérisent comme nous l'avons dit le puccinia graminis des anciens botanistes naissent sur le même mycelium qui produit les stylosporés, de telle sorte que sur une même feuille de graminée on trouve souvent mélangés des groupes de puccinia et des groupes de l'uredo. La puccinie qui a été le point de départ des diverses formes que nous venons de décrire, reparaît ainsi pour fermer le cercle de cette génération alternante, et ses pores qui se conservent pendant la saison rigoureuse, seront à leur tour le point de départ de nouvelles infections, si elles trouvent au printemps à germer sur les feuilles de l'épine-vinette. Telles sont les phases par lesquelles passe tous les ans le parasite qui produit la rouille linéaire et qui, en résumé, peut exister sous trois formes différentes, savoir : 1° Celle de puccinia sous laquelle il vit sur les feuilles et sur les gaines des feuilles des céréales. 2° Celles d'Æcidium qu'il revêt à la face inférieure des feuilles de l'épine-vinette et 3° en dernier lieu celle d'uredo linearis qui est la forme stylosporienne se développant de nouveau sur les gaines et sur les feuilles des graminées. Un fait assez important ressort de la découverte de M. de Bary, c'est qu'ainsi que le pensaient, au commencement de ce siècle, quelques agronomes, parmi lesquels ont peut citer Yvart, Bosc, Saget, Vilmorin, le voisinage de l'épine-vinette souvent plantée sur le bord des champs peut provoquer la rouille des céréales. Pendant longtemps on a vu les savants repousser cette opinion qu'ils signalaient comme un préjugé. On peut voir aujourd'hui combien elle était fondée. Du reste, depuis que l'attention a été de nouveau appelée sur ce point, on a signalé des faits dans lesquels il a suffi d'arracher des haies d'épine-vinette qui avoisinaient des champs fréquemment cultivés en céréales pour faire disparaître la rouille, qui, dans les années antérieures, avait produit de notables ravages. D'après cela il semble qu'il devrait être facile de préserver les céréales de la rouille en ne conservant pas auprès d'elles le berberis indispensable à la végétation du parasite.

Malheureusement la chose n'est pas aussi simple, car le puccinia graminis n'est pas la seule espèce du genre qui croisse sur les céréales, et nous avons encore à nous occuper, ainsi que nous l'avons annoncé en commençant cette question de la rouille vraie, de la grosse rouille, et de la rouille des glumes ou des épis. La rouille vraie ou rouille ordinaire est produite par l'uredo-rubigo-vera qui est la forme stylosporienne du puccinia coronata. Ce dernier vit sur les avoines et sur les espèces du genre holeus. Dans les expériences de M. de Bary, ses téleutospores ont germé sous les feuilles du rhammus-frangula et du rhammus cathartica, et ont déterminé l'apparition de l'Æcidium rhammi. Bien que ce savant expérimentateur n'ait pu réussir à faire germer les spores de cet Æcidium sur le froment, le seigle, l'avoine, il n'en admet pas moins que c'est de lui que dérive l'uredo-rubigo-vera, qui peut-être ne serait apte à se multiplier sur les céréales qu'après avoir vécu sur les autres graminées celles des bords des, chemins et des prairies. Quoiqu'il en soit, la rouille ordinaire, beaucoup plus commune que la rouille linéaire, se distingue surtout par la disposition de ses tâches, qui sont éparses au lieu d'être régulièrement en séries parallèles et par ses spores qui sont globuleuses ou ovoïdes non pédicellées, et constituent une poussière d'un jaune orangé. Ses ravages sont en général beaucoup plus étendus que ceux des autres espèces et dans bien des cas elle est pour les cultivateurs, un véritable fléau.

La grosse rouille qui attaque d'abord les feuilles et plus tard les tiges des céréales, se montre sous l'aspect de petites élevures ovales assez régulièrement disposées dans le sens des nervures et qui plus tard déchirent l'épiderme et répandent une poussière d'un jaune orangé très-abondante. Celle-ci est formée de spores un peu plus grosses que celles des autres espèces, hérissées de petites pointes. Le parasite de la grosse rouille, bien qu'il soit très commun, n'est encore connu que sous sa forme stylosporienne, et reçoit dans cette état le nom d'Uredo-Vilmorinea. La rouille des épis ou des glumes, assez mal caractérisée, apparait le plus ordinairement à l'intérieur des glumes et des glumelles à l'époque de la floraison.

Elle offre l'aspect de petites pustules d'un jaune orangé, qui nuisent aux épis, les empêchent de se développer et mettent obstacle à la formation des grains. Elle est moins commune que les précédentes et le parasite qui la détermine désigné sous le nom d'uredo-glumarum n'est encore connu ni à l'état d'Æcidium ni à l'état de puccinia.

D'après un travail récent de M. Mouillefert, quelques carrés des collections de l'école de Grignon ont particulièrement souffert l'année dernière de cette rouille, et la récolte qu'ils ont donnée a été fortement diminuée sous tous les rapports. Quel que soit le parasite qui détermine la rouille, cette affection est toujours sérieuse. Par son mycelium le champignon épuise la plante nourricière en détournant à son profit la séve élaborée qui devait être utilisée à l'accroissement des tissus et surtout à la formation des grains. Les plantes rouillées deviennent souvent chétives, se dessèchent sur pied ou bien ne produisent que peu de grains qui, pour la plupart, sont petits, ridés, peu riches en matières nutritives. Les pailles elles-mêmes perdent de leur valeur et si elles ne sont pas vénéneuses, elles ont au moins perdu une partie de leurs principes nutritifs. Les causes directes de la rouille résidant dans les corps reproducteurs des puccinies sous les différentes formes que nous avons indiquées, on conçoit que cette altération est susceptible de naître dans les circonstances les plus variées. Cependant il y a une condition qui semble favoriser sa propagation. C'est l'humidité dans le sol ou dans l'atmosphère.

En tout temps, les champs qui ont besoin d'être assainis, ceux qui sont au voisinage des marais ou des bois, ceux qui sont en partie ombragés ou qui sont situés dans les vallées humides, sont ceux où elle sévit avec le plus d'intensité. Elle attaque d'ailleurs toutes les céréales, mais de préférence les blés tendres, l'avoine, l'orge, mais plus rarement les seigles et les blés durs.

On ne connait pas malheureusement de moyen pour combattre la rouille lorsqu'elle s'est une fois déclarée dans un champ. On peut la prévenir en drainant les champs où elle se montre avec persistance. La rouille, lorsqu'elle existe sur les graminées en grande quantité, détermine des maladies graves avec altération du sang, encore mal étudiées et que l'on a souvent confondues avec les maladies charbonneuses, mais très-différentes cependant comme nous allons en juger par les lésions anatomiques.

On a signalé la flaccidité des muscles qui sont ramollis, les os sont gorgés de sang surtout aux abouts articulaires. Un sang noir demi-fluide dilate le système veineux, ce sang a tous les caractères de celui que l'on observe en cas d'asphyxie, il rougit au contact de l'air, s'oxyde et se coagule, ce que ne fait jamais le sang charbonneux, les artères sont peu dilatées, l'intérieur des vaisseaux est rouge. Le sang, examiné au microscope, ne présente point d'altération, les globules ont conservé leurs formes normales, les rouges sont un peu diminués en nombre, il y a leucocytose, on observe dans le champ du microscope 5, 6 et jusqu'à 20 globules blancs. Les poumons sont gorgés de sang noir, le cœur est flasque et renferme souvent à gauche un commencement de caillot fibrineux. La muqueuse de l'intestin grêle est souvent un peu injectée et pointillée de noir, celle du colon est hyperhémiée. Les enveloppes cérébrales sont hypérhémiées principalement à la base, gorgées d'un sang noir en tout semblable à celui des veines, l'incision du cerveau laisse voir le plus souvent un pointillé apparent. Quelques observateurs ont signalé dans le sang la présence de bactéridies, les observations faites sont encore très incomplètes. Les bactéridies qu'ils ont décrites sont plus grandes que celles du charbon et jouissent d'une motilité évidente qui les a fait prendre pour des vibrions, ils ont une forte résistance vitale et se rapprochent ainsi des bactéries de la septicohémie. Il faut bien ce méfier de confondre toutes ces bactéries les unes avec les autres et encore plus de mettre sur le compte des affections charbonneuses toutes celles qui présentent à l'examen du sang des bactéries ; nous y reviendrons plus loin du reste.

CHARBON.

Le charbon est une maladie qui attaque un grand nombre d'espèces végétales et qui sur les céréales où nous avons à l'étudier, se caractérise presque toujours par l'apparition d'une poussière noire qui occupe la place des organes floraux. Les céréales qui ont à souffrir de cette altération sont : l'avoine, l'orge, le millet, le sorgho, le maïs, plus rarement le froment et plus rarement encore le seigle. Dans toutes ces espèces, le charbon est déterminé par le développement d'une urédinée qui appartient au genre ùstilago. Pour le maïs, le parasite est l'ustilago maydis. Pour toutes les autres espèces, c'est l'ustilago segetum. D'après les expériences d'Hoffmann, c'est au moment de la germination de la céréale que l'ustilago segetum pénètre dans son intérieur. A cette époque, la spore qui germe toujours en dehors de la plante nourricière, produit un filament embryonnaire qui s'introduit dans la céréale à travers une fente de la coléorhizé ou à travers le nœud cotylédonaire, et gagne la gemmule. Dès lors, le mycelium s'élève en hauteur avec les feuilles et le chaume qu'il suit dans leur développement, jusqu'à ce qu'il ait atteint les fleurs, un peu avant le moment où elles doivent s'épanouir. C'est dans le parenchyme de l'axe de l'épis ou des épillets, des glumes, des glumelles que l'ustilago développe ses corps reproducteurs. Ce développement détermine la déchirure des tissus et de l'épiderme de ces diverses parties, et à la place que devaient occuper les fleurs on ne voit qu'une poussière noire, entièrement composée de spores globuleuses qui, d'abord agglutinées entre elles, se séparent plus tard, et sont emportées par le vent. Le charbon atteint toutes les fleurs de l'épi sur lequel il se développe, et le plus ordinairement aussi tous les épis et toutes les panicules de la plante nourricière. On le trouve quelquefois isolé de loin en loin sur les plantes d'un champ de céréales, mais trop souvent aussi il atteint un grand nombre de plantes et fait éprouver au cultivateur des pertes considérables. Le charbon donne à chacune des céréales qu'il atteint une physionomie particulière. Dans l'avoine, la panicule est encore enveloppée de sa gaine que déjà l'altération est manifeste ; les spores existent dans les glumelles altérées, blanchâtres, et apparaissent parfaitement au-dessous d'elles sous forme d'une poussière agglomérée noirâtre ; plus tard, la panicule sort de sa gaine, mais elle ne s'en dégage point complétement et reste enveloppée à la base. L'axe principal est souvent épaissi, déformé, ses rameaux ne s'étalent point, restent dressés, presque apprimés, les glumes et les glumelles sont blanchâtres, déchiquetées et laissent échapper la poussière noirâtre qui se répand sur les parties environnantes. Enfin, plus tard encore, quand toute cette poussière a été entraînée par le vent, il ne reste plus qu'un squelette déformé de la panicule dont les rameaux appauvris portent encore quelques lambeaux de glumes et de glumelles presque méconnaissables. Dans l'orge, qui est atteinte du charbon aussi fréquemment que l'avoine, l'altération existe aussi dans toute la hauteur de l'épi avant même sa sortie de la gaine et la poussière agglomérée que constituent les spores est visible entre les glumelles altérées. Lorsque l'épi est sorti, ses barbes ont peu de tendance à s'écarter comme dans l'état normal, elles restent souvent serrées les unes contre les autres et comme entremêlées, les glumelles sont sous forme de débris membraneux, lacérés, blanchâtres, et laissent échapper les spores en abondance.

Dans le froment et le seigle, l'altération beaucoup plus rare produit des déformations analogues. Enfin, dans le millet, le sorgho, les panicules appauvries ne s'étalent qu'imparfaitement et se reconnaissent même à distance par la poussière noire qui les souille et qui s'échappe sous l'action du vent. Le charbon du maïs diffère du charbon ordinaire en ce que les organes reproducteurs du parasite apparaissent non-seulement sur les organes floraux mais encore sur toutes les parties aériennes, tiges, feuilles, bractées de la plante attaquée. L'ustilago maydis déforme le plus ordinairement les organes en provoquant l'apparition de tumeurs d'un blanc rougeâtre ou violacé, variant de grosseur, depuis le volume d'un grain à peine visible jusqu'à celui d'une orange. Ces tumeurs s'ouvrent en déchirant l'épiderme qui les revêt et laissent écouler un liquide sanieux rendu noirâtre par les spores qu'il entraîne. Celles-ci se dessèchent rapidement et forment une poussière noire, légère, impalpable, que le vent emporte ou que les secousses éprouvées par les tiges disséminent. Le charbon diminue quelquefois beaucoup les récoltes, mais il n'exerce aucun mauvais effet sur les animaux auxquels on fait manger des plantes qui en sont affectées.

Des expériences ont été faites pour s'assurer de l'action de cette production cryptogamique sur l'économie animale; quelques personnes ont même pris pendant plusieurs jours de suite un gramme et plus de la poussière de l'ustilago maydis en suspension dans l'eau, et tous les essais ont prouvé que cette poussière ne peut apporter aucun dérangement dans la santé des hommes pas plus que dans celle des animaux. Ces derniers en prennent quelquefois avec les tiges du maïs des quantités considérables, les batteurs, dans quelques cas, sont entièrement noircis par cette poussière, et respirent dans une atmosphère qui en est plus ou moins chargée, sans en éprouver le moindre accident. La rouille et le charbon étant deux affections cryptogamiques très communes, nous ne pouvions faire sans les étudier à fond. Nous avons vu que ni l'une ni l'autre ne pouvait ni amener ni provoquer le développement de la maladie charbonneuse. Il nous reste maintenant à voir d'une manière générale tous les cryptogames pour donner une idée du vague de la doctrine cryptogamique de M. Plasse.

Les cryptogames comprennent l'une des trois grandes divisions du règne végétal qui comprend toutes les plantes dépourvues de cotylédons. Dans l'ouvrage élémentaire de MM. Rodet et Baillet, on divise les cryptogames en deux grandes subdivisions; les acrogènes, c'est-à-dire, ceux dont la tige ne s'accroit que par le sommet et les amphigènes, ceux dont l'accroissement se fait tout autour.

Les cryptogames acrogènes ont été subdivisés en deux classes, les filicinées, comprenant les fougères, les équisetacées, les lycopodiacées. Les muscinées comprenant : les characées, les mousses, les hépatiques.

Les cryptogames amphigènes comprennent : les lichens, les algues, les champignons qui, à eux seuls, comprennent six grandes familles savoir : 1° Les hyménomycètes; 2° Les discomycètes ; 3° Les pyrénomycètes; 4° Les gasteromycètes; 5° Les hyphomycètes; 6° Les coniomycètes ou gymnomycètes. En parlant des champignons parasites, Magne, dans sa flore, nous dit : Ces champignons sont généralement microscopiques, leur nombre est presque infini et tous les jours on en découvre de nouvelles espèces.

Tel était le labyrinthe de la doctrine cryptogamique, au-dessus duquel, nouvel Icare, planait M. Plasse.

SIXIÈME QUESTION.

Établir les rapports que l'on a pu constater entre la marche croissante ou décroissante des maladies charbonneuses et les conditions culturales.

Les maladies charbonneuses vont en s'accroissant, tous les observateurs attentifs ont pu observer ce fait, et ont donné pour cause les progrès qu'à réalisés la culture. Ce n'est point dans les modes différents de culture qu'il fallait chercher cette cause, mais bien plutôt dans le plus grand nombre d'animaux qui permettent de nourrir et d'entretenir les procédés nouveaux de culture, nous le prouverons plus loin.

En 1866, Verrier venait nous dire que la physionomie agricole du pays chartrain avait depuis 50 ans subi une transformation complète. Les terres, dit-il, étaient alors humides et froides, on rencontrait au moins un étang dans chaque village. Les prairies naturelles étaient nombreuses et étendues, couvertes de flaques d'eau pendant une partie de l'année, des marais, des broussailles, des halliers, de nombreuses plantations, couvraient le sol et imprégnaient la végétation et l'atmosphère d'une grande humidité. La production du sol était bien inférieure, les animaux de rentes plus petits et *moins nombreux*, ne recevant qu'une ration insuffisante et de mauvaise qualité ne donnaient qu'un revenu médiocre. En fait de maladies on ne connaissait guère que celles qui sont accompagnées d'appauvrissement du sang; elles étaient généralement rares, on ne connaissait point le sang de rate si ce n'est dans quelques communes du canton de Villers-Saint-Georges, renommées par la fertilité exceptionnelle de leurs terres et par la sécheresse relative de leur sol. Depuis, les étangs ont été desséchés, etc.; les grands arbres, les bois, les halliers ont disparu, il ne reste plus une cause peu importante dans ce sol auparavant si frais, mais en retour de ces heureuses transformations on a vu le sang de rate des animaux prendre une extension progressive et établir ainsi d'une manière évidente la démonstration qu'entre ces deux choses il existe des rapports intimes de causalité.

L'observation, ajoute le même auteur, a en effet constaté depuis que cette redoutable maladie se développe de préférence et avec le plus d'intensité dans les cultures dont les terres arables sont tout à fait fertiles, peu profondes, composées d'argile, de calcaire, et d'humus en forte proportion et aussi lorsque le sous-sol de nature calcaire ou argilo-calcaire sablonneuse est devenu très pénétrable par l'eau. Que là on rencontre des plaines étendues, découvertes et sans ombrages influents où le soleil peut faire sentir sans obstacles toute la puissance de son action vaporisante, point d'eaux vives, des mares bourbeuses, des puits profonds et insuffisants. La végétation est moins plantureuse que dans les terrains humides, en revanche les productions herbacées sont plus ligneuses, plus corsées, les grains plus lourds, plus nutritifs, plus aromatiques, en un mot l'alimentation journalière de tous les temps est particulièrement substantielle, sapide, très excitable, renfermant peu d'eau de végétation. Eh bien ! lorsqu'on sait être à l'abri des atteintes du sang de rate des localités agricoles dont les procédés et les méthodes sont à peu de chose près les mêmes, mais, dans des conditions climatériques et culturales tout opposées à celles que nous venons de faire connaître on est bien forcé d'admettre que, si le sol, par sa composition minéralogique, si l'état du sous-sol *ne sont point une cause directe d'où peut sortir la maladie,* leur manière d'être à cet égard imprime à la végétation en général des propriétés particulières qui peuvent bien être considérées comme telles.

A ce compte, tant vaut la terre, tant vaut la plante, tant est la plante, tant est la maladie. C'est pendant les années très sèches que la maladie se manifeste avec le plus de violence, 1857-1858, et surtout 1859. Par contre l'année 1860, très-pluvieuse, a donné un contraste saisissant, la perte a été réduite de plus de moitié. On peut en dire autant des années 1852 et 1853. Il conclut en disant que le sang de rate n'est point l'effet d'un agent morbide unique ni d'une cause spécifique, c'est la conséquence d'un concours d'actions combinées communes et simultanées résultant d'un état particulier de fertilité et de sècheresse du sol, de la perméabilité du sous-sol, des conditions de végétation très-active d'un état déterminé des conditions atmosphériques, d'un régime excessif.

En 1861, sur les 99 communes de l'arrondissement de Provins on a signalé la présence du charbon dans 74. — En 1863, 68. — En 1864, 91.

Le sang de rate, disait Verrier, à cette époque, est la plaie de l'agriculture de la Brie, c'en est aussi la ruine et presque le désespoir car, jusqu'ici, il laisse chacun sans aucun moyen de lui résister.

En 1870, il nous donne une statistique portant sur 7 années et assez complète.

1862.	11000 animaux,	9622 moutons morts du charbon.		
1863.	10728 —	9958 —	529 bœufs et vaches,	241 chevaux.
1864.	11088 —	10204 —	696 ——	188 —
1865.	12200 —	12200 —	» » ——	» » —
1866.	8302 —	7496 —	582 ——	224 —
1867.	7997 —	7396 —	371 ——	230 —
1868.	10705 —	10129 —	434 ——	142 —

Ce qui fait une moyenne de 10,288 animaux par an. On voit d'après les chiffres qui précédent que le nombre de morts s'écarte bien peu de la moyenne.

En 1871, Garreau nous dit : que d'après des récits authentiques irrécusables, le sang de rate aurait pris naissance à une époque déjà éloignée sur le bétail de quelques contrées de l'arrondissement de Chartres où il resta limité longtemps. C'est depuis un demi-siècle qu'il aurait pris une extension progressive au fur et à mesure que la physionomie agricole du pays subissait une complète transformation par les défrichements. Celui qui a pu examiner avec attention la marche de la mortalité a pu voir que si elle a fait lentement son chemin au début, elle s'est répandue avec une rapidité extrême depuis 1820 dans la direction du Nord-Est au Sud-Ouest. C'est ainsi qu'après les cantons de Chartres, Auneau et Jeanville elle a marché sur ceux de Voves, Illiers et Courbeville pour retomber un peu au Nord et s'arrêter devant les forêts de Dreux, Châteauneuf, Senonches, et les pays boisés du Perche ; c'est ainsi que les cantons de la Loupe, Thiron et autres cantons de l'Ouest en sont encore à peu près exempts.

Nous avons dit plus haut que la cause réelle de l'augmentation de la mortalité était l'augmentation même du nombre d'animaux que les nouveaux procédés de culture ont permis de doubler; pour ne citer qu'un seul département, Eure-et-Loir, on comptait en 1812, 421,555 moutons; en 1846, 788,768, augmentation de 367,213; qu'y a-t-il d'étonnant que la mortalité ait augmenté de 1812 à 1846 et de 1846 jusqu'à nos jours ?

Nous trouvons la démonstration la plus éclatante de l'augmentation du bétail dans l'augmentation même de la consommation de la viande dans notre pays ; or, depuis 1812, la consommation a augmenté dans les proportions suivantes :

Années. . .	1812	1829	1840	1874
Bœufs . . .	1,732,000	2,032,000	1,968,000	2,447,000
Vaches . . .	3,448,000	4,624,000	5,501,000	7,343,000
Veaux. . . .	1,751,000	2,082,000	2,066,000	1.695,000
Moutons . .	20,553,000	22,448,000	24,267,000	23,937,000
Porcs. . . .	4,650,000	4,968,000	4,910,000	5,486 000
Total. . . .	32,134,000	36,154,000	38,712,000	40,908,000

De 1812 à 1874, la consommation s'est accrue de

plus d'un tiers, la production a du suivre la même progression sans tenir compte ni de l'importation ni de l'exportation, la mortalité n'a donc pu rester stationnaire. Le nombre d'animaux étant plus grand, la contagion fait plus de victimes, celà est tout naturel. Nous croyons qu'il est inutile d'insister sur ce point.

DEUXIÈME PARTIE.

Quoiqu'ayant traité d'une manière plus ou moins complète les questions posées dans le programme du Concours, par la Société Vétérinaire de l'Aisne, nous ne croyons nullement avoir terminé l'étude de l'Etiologie du Charbon.

Le véritable côté de la question a été oublié, le côté vivant qui s'agite actuellement encore au sein de l'Académie de Médecine aux prises avec les savants les plus distingués, M. Pasteur en tête, dont le nom désormais sera inséparable de l'étude des affections charbonneuses. Le côté réel est la bactéridie, c'est à la bactéridie seule qu'est du le charbon. Ce n'est plus l'anthrax, le sang de rate, le noir cuisse, la maladie du sang, le glossentrax, le mal de montagne, la fièvre putride, pestilentielle, pernicieuse, ataxique, adynamique, adéno-nerveuse, maligne, flogoso-gangréneuse, ce n'est plus la peste rouge, la peste charbonneuse, le typhus charbonneux, le trousse-galant, l'araignée, etc. etc. C'est la maladie de la bactéridie. Au diable toutes les causes obscures qui ont nui à la véritable cause, au diable l'éteignoir, place à la bactéridie. A une époque qu'il est assez difficile de déterminer, Davaine, Pollender et Brauell de Dorpat, Fuchs, ancien directeur de l'École Vétérinaire du Grand-Duché de Bade, puis Leisering et Delafond, signalèrent dans le sang charbonneux la présence de petits corps linéaires qu'ils désignèrent sous le nom de bâtonnets (1). Fuchs les considérait comme des vibrions des bactéries. Davaine les a appelés bactéridies pour les différencier des bactéries, qui pullulent dans les infusions végétales et qui sont mobiles, tandis que les bactéries ne se meuvent pas. Ils mesurent 1/200 environ de millimètre de diamètre et représentent comme des petites baguettes d'une extrême ténuité, rectilignes, tantôt isolées, tantôt au contraire rassemblées et s'entre-croisant les unes et les autres de manière à constituer un réseau à mailles irrégulières.

D'après Delafond, ces corpuscules ne se voient que dans les maladies charbonneuses et en constituent un caractère essentiel. Pour M. Davaine, ils ne seraient autre chose que le germe même de ces maladies et conséquemment la condition sine-qua non de leur transmission par voie d'inoculation. D'après

(1) D'après les travaux récents de M. Pasteur, ce serait à Davaine que reviendrait l'honneur d'avoir découvert la bactéridie. M. Bouley m'a fait un crime de l'ignorer. Voici qui est plus fort; d'après M. Moisant, vétérinaire, membre du Conseil général d'Eure-et-Loire dès 1838, — Delafond professait à ses élèves d'Alfort, que le sang charbonneux contenait des bâtonnets microscopiques. — Ceci se passait 12 ans avant que Davaine en fît mention. — Le lecteur jugera s'il était permis de se tromper. (*L'auteur.*)

Hallier, Robin, Franck, Bollinger, etc. ces baguettes ne sont rien autre chose que des fragments de quelque leptothrix (genre d'algues gymnospermées caractérisés par des filaments très-minces, ni rameux, ni cohérents, Zundel, comme tous les observateurs allemands, les considérait comme des cryptogames. Ils sont abondants, dit-il, dans le sang quand la maladie est très avancée et quelque temps avant la mort; mais ils s'y multiplient encore après la mort de l'animal. A la température du corps animal, ces bactéries font des mouvements lents de progression dans le sens de leur largeur avec de légers mouvements latéraux de la partie postérieure, mais déjà à 15° elles perdent cette faculté et apparaissent alors tout à fait immobiles; cette immobilité les distingue même des bactéries observées dans la septicohémie. Il est probable que ces baguettes ne pénètrent pas dans le sang sous la forme de filaments, mais qu'elles y entrent sous la forme de pseudo-vibrions infiniment petits, lesquels grandissent dans le sang même. Ces pseudos-vibrions, visibles seulement à 1,500 diamètres pour la moisissure ordinaire, pour le penicillium crustaceum, sont d'après Hallier, encore bien plus petits, pour d'autres champignons, et peuvent se trouver dans le sang sans que le microscope les y découvre; ils y deviennent d'abord simples cellules, des points un peu brillants et ensuite seulement leptothrix : mais déjà à l'état de pseudo-vibrions ils jouent le rôle d'agents de la fermentation putride, et c'est pourquoi l'altération du sang est commencée alors que le micros cope ne découvre pas encore de bactéries. Peut-être est-ce là la cause pour laquelle certains pathologistes. (Leplat, Juillard, Brauelle, Sanson,) ont vu des cas de charbon inoculé sans qu'ils aient reconnu des bactéries dans le sang; Bellinger, ils en ont néanmoins inoculé les germes sous formes de simples cellules.D'après le professeur Colin, qui a pu observer le même fait, il y a des bactéridies et si on ne les trouve point dans quelques points de l'économie on les trouve dans d'autres en grande quantité. Dans le sang de la veine-porte, affirme-t-il, ils ne font jamais défaut. Les bactéries sont réunies dans une même région, y sont agglutinées, et forment des espèces de caillots volumineux. Il y aurait lieu de rechercher à quelle espèce de champignons appartiennent les leptothrix ou bactéries qu'on trouve dans les cas de charbon, car ces baguettes doivent évidemment différer des bactéries trouvées dans le sang du cheval atteint de fièvre pétéchiale ou de maladies typhoïdes ou dans la simple septicohémie, observation qu'a signalée M. Signol en 1860 sur un cheval d'omnibus mort d'une hémorrhagie sous cutanée à la suite d'un coup de ciseau reçu à la partie supérieure et postérieure du scopulum. A l'autopsie, lésions de gangrène et bactéries en abondance et cela 6 heures après la mort.

Des bactéries, des fragments de leptothrix, dus à la moisissure ordinaire, au penicillium crustaceum, se forment constamment dans le sang en décomposition et cela même quelquefois assez vite comme nous venons de le voir plus haut. En plaçant un vase de sang frais à côté d'un vase de sang en voie de putréfaction, on voit rapidement se développer dans le premier des baguettes de leptothrix (Franck.) Il est donc tout naturel qu'il s'en produise aussi, ajoute Zundel, dans le sang des animaux charbonneux en décomposition.

Les bactéries ayant été mises à l'ordre du jour deviennent une nouvelle source d'erreur. Partout où l'on remarquait des bâtonnets dans le sang on s'empressait d'invoquer le charbon. On remarquait bien en effet des bâtonnets, mais ils étaient tout à fait différents de la véritable bactéridie charbonneuse, et la preuve c'est que le sang charbonneux en décomposition ne présente plus de bactéridies caractéristiques, elles sont remplacées par de véritables vibrions jouissant d'une motilité évidente ; ce sont les bactéries de la putréfaction et en les inoculant on obtient une affection ayant une *très grande analogie avec le charbon*, la *septicémie*, d'où les erreurs nombreuses. D'après le professeur Colin on trouverait toujours de ces bactéries dans le sang de la veine porte 30 heures après la mort. Les expériences nombreuses d'inoculations de ce genre, faites par M. Signol, prouvent d'une façon flagrante la véracité de ce fait.

Dans une note sur l'état virulent du sang des chevaux sains morts par assommement ou par asphyxie, note communiquée à l'Académie des Sciences par M. Signol, il résulte qu'à la suite d'asphyxie ou de mort violente d'un cheval sain, on voit naître des bactéries 15 à 16 heures après la mort. Elles se montrent dans les veines profondes, la veine cave et surtout la veine porte. Dans le cas d'asphyxie ces caractères se montrent quelquefois 9 heures seulement après la mort; suit une série de 14 expériences que nous allons résumer. Dans les deux premières les chevaux ont été asphyxiés, on a examiné le sang 17 et 19 heures après la mort, il contenait des bactéries; dans la troisième résultat identique, dans la quatrième également. Le sang fut inoculé à un mouton, 80 gouttes dans 4 piqures sous cutanées aux ars. 18 heures après, mort de l'animal, à l'autopsie le sang est coagulé dans les vaisseaux mais ne renferme pas de bactéries; dans la cinquième expérience même résultat, sur le cheval; résultat nul sur un mouton inoculé; dans la sixième expérience même résultat chez le cheval, abcédation des points inoculés chez le mouton; dans la septième expérience même résultat chez le cheval, les bactéries ont de 12 à 15/000 de millimètre de diamètre, les unes sont à plusieurs segments et ont jusqu'à 45/000 de diamètre, inoculation du sang à un mouton, 75 heures après, pas de lésions dans la rate, pas de bactéries dans le sang qui est inoculé à un lapin, celui-ci meurt 18 heures après, pas de bactéries dans le sang; huitième et neuvième expériences, cheval tué et cheval asphyxié, même résultat. Deux moutons sont inoculés l'un avec le sang du cheval tué, résultat nul; le second avec le sang de l'autre, mort 19 heures après, sang noir coagulé remplissant les vaisseaux, un peu de bactéries; dixième expérience, cheval abattu et ouvert 19 heures après, toujours le même résultat, le sang inoculé à un mouton 17 heures après, mort, sérosité sous la peau contenant des bactéries. Dans la poitrine même liquide contenant des bactéries ayant de 45 à 60/000 millim. même bactérie mais très mobile dans le cœur. Le sang a les mêmes caractères que chez les précédents, ne renferme pas de bactéries, ce sang inoculé à un second mouton qui meurt le lendemain en présentant les mêmes lésions que le précédent; onzième expérience, cheval abattu, toujours le même résultat, le sang inoculé à une chèvre, mort sans traces certaines de lésions décrites chez les moutons morts de la même affection; douzième expérience, cheval abattu, ouvert 16 heures après, un premier mouton inoculé avec le sang de la jugulaire qui ne contient point de bactéries, un deuxième avec du sang de la veine porte contenant des bactéries, un troisième inoculé avec du sang pris à la jugulaire du mouton numéro 2 ne contenant point de bactéries, résultat nul sur les numéros 1 et 3, le numéro 2 gravement malade pendant plusieurs jours résiste enfin; treizième expérience, cheval abattu, un mouton inoculé avec le sang de la jugulaire ne parait nullement indisposé, un deuxième inoculé avec le sang de la veine porte même résultat que le précédent; quatorzième expérience, cheval de sang abattu, deux moutons inoculés de la même façon que précédemment celui qui a été inoculé avec le sang de la veine porte seul est malade et meurt trois jours après, pas de traces de bactéries ni dans le sang, ni dans la sérosité.

De ces expériences il résulte comme preuve que

du sang peut renfermer des bactéries de la putréfaction, différentes des bacteries charbonneuses et qui, inoculées, amènent comme elles la mort, mais il en diffère cependant en ce que ces bactéries ne se reproduisent point comme cela s'observe pour la bactéridie du charbon. Il résulte en outre de ces faits que bon nombre d'observateurs auront pu confondre ou même auront confondu ces deux affections, n'y voyant dans l'une comme dans l'autre que deux aspects différents d'une maladie unique quoique nettement différentes dans leur essence.

La micrographie ne sait encore qu'imparfaitement distinguer les leptothrix du charbon de ceux de diverses maladies anthracoïdes. Davaine, dans une note à l'Académie des Sciences, du 25 janvier 1869, a bien indiqué quelques différences entre les bactéridies du charbon et celles de la septicohémie; Beuder et Semner en ont également indiqué fondées surtout sur les dimensions, mais les contestations subsistent.

D'après Sanson (Société Vétérinaire 1878), voici quel serait le caractère des bactéries. Si les bactéries sont des organismes élémentaires, animaux ou végétaux, c'est un point de science qui n'est pas encore résolu et qui ne le sera peut-être jamais, car à cette limite extrême sait-on bien ce qui pourrait nettement distinguer les deux règnes ? Les bactéries sont-elles mêmes des organismes, c'est-à-dire des êtres se développant par intussusception ? Il suffit que la question soit encore controversée en France et en Allemagne, par des savants également compétents, pour que je m'abstienne quant à moi de formuler une opinion à son sujet. Mais quoiqu'il en soit de la place qui doive leur être assignée dans la classification, les bactéries sont, au demeurant, on ne peut plus faciles à observer et à découvrir dans un liquide, quand elles y existent. Cela n'exige qu'un peu de patience, lorsqu'elles y sont rares encore, et quelques connaissances de la manière de mettre au foyer l'appareil microscopique, ce qui s'apprend en une seule leçon, à défaut de notions d'optique. Ce qui est difficile dans les études micrographiques et exige un long apprentissage, même avec beaucoup d'adresse, ce sont les proportions histologiques. Pour l'examen des liquides et des humeurs qui s'étalent d'eux même sur le verre à objet il n'y a absolument aucune difficulté à surmonter. Quant aux bactéries qui nagent dans les liquides ou les humeurs albuminoïdes en voie d'altération putride, leurs caractères sont à coup sûr des plus tranchés. Delafond qui les avait le premier observées en France dans le sang charbonneux, leur a donné le nom de bâtonnets qui leur convient parfaitement (1). Elles apparaissent en effet sous la forme de petites tiges d'une longueur variable dont les extrémités sont nettement tranchées, obscures, et par conséquent noires dans toute leur étendue quand la préparation est bien au foyer et devenant progressivement plus réfringentes quand on les éloigne en faisant remonter l'objectif, jusqu'à

(1) Cette assertion de M. Sanson n'a pas été relevée par aucun des membres de la Société centrale dont M. Bouley fait partie. Il lui eût cependant été facile de relever cet erreur si toutefois il y a eu là erreur comme il l'a prétendu plus tard dans sa lettre concernant ce travail. — A. E.

ce qu'elles cessent d'être visibles. Parfois elles se montrent coudées à angle plus ou moins aigü en un point de leur étendue ; mais c'est seulement lorsqu'elles atteignent une certaine longueur. Dans certains cas, assez fréquents, au début de leur apparition dans le liquide, elles sont très courtes, leur longueur ne semble pas dépasser plus de 4 à 5 fois leur largeur. Dans certains liquides, les bactéries présentent un mouvement de translation qui paraît bien évidemment leur être étranger. Elles traversent dans un sens ou dans l'autre le champ du microscope, avec une rapidité qui varie beaucoup et dont la raison sera donnée tout à l'heure. Il ne faut pas confondre ce mouvement avec celui qui appartient aux vibrions proprement dits que les auteurs rangent dans la même famille, dite des vibrioniens. Ceux-là sont animés de mouvements odulatoires, qu'ils exécutent souvent sur place et qui les font se présenter à l'observateur dans des courbes en sens opposés, ce qui n'arrive jamais pour les bactéries. Dans d'autres liquides, notamment dans le serum du sang dont l'albumine n'est pas encore complètement décomposée, les bactéries se montrent toujours immobiles. De ce caractère d'immobilité, Davaine s'est autorisé pour créer une espèce distincte à laquelle il a donné le nom de bactéridie. Je n'ai pas connaissance qu'il en ait assigné aucun autre pour déterminer la distinction spécifique qu'il prétend établir. La bactéridie serait, d'après lui, l'unique agent, l'agent spécifique de la virulence charbonneuse. Inoculer le charbon ce serait purement et simplement semer des bactéridies, et même comme on sait, il suffirait de ce qu'il en peut tenir dans la patte d'une mouche pour que la semaille fût fructueuse même chez l'un de nos plus forts bœufs. En outre des preuves déjà fournies contre une telle hypothèse par les expériences que j'ai exécutées en Auvergne, les expériences de 1869, dont je viens d'exposer les résultats, en apportent de nouvelles. Mais au sujet de la valeur caractéristique de l'immobilité, voici ce qui me parait bien concluant. Durant mon séjour à Allanches, j'ai eu constamment sur ma table de travail, une infusion de foin où pullulaient les bactéries, comme on le pense bien ; j'avais aussi constamment dans des tubes du sang charbonneux qui était nécessaire pour mes expériences d'inoculation, et aussi du sérum d'animal sain. Je passais une bonne partie de mes journées à examiner ces liquides au microscope. Souvent j'ai montré le résultat de mes études aux personnes de la localité qui voulaient bien s'y intéresser, notamment au docteur Chaubane et à notre collègue de la commission du mal de montagne M. Theillard, qui, de Mora, venait me faire de fréquentes visites. Or, voici une petite expérience que j'ai souvent répétée alors devant eux et toujours avec les mêmes effets. Je déposais sur la lame de verre placée sous le champ du microscope une gouttelette de l'infusion du foin, à côté de cette gouttelette une autre plus forte de sérum frais du sang. Lorsqu'on avait bien constaté la mobilité des bactéries de l'infusion de foin, à l'aide de la pointe d'une aiguille à préparation, j'établissais une communication entre les deux gouttelettes. A mesure que par cette communication le sérum en quantité plus forte se rendait vers l'infusion, on voyait se ralentir le mouvement de translation des bactéries et il finissait par cesser tout à fait lorsque le liquide avait été rendu suffisamment dense ou visqueux par le mélange du sérum. Les bactéries se transformaient ainsi sous l'œil de l'observateur en bactéridies. J'ai fait aussi l'expérience inverse, les bactéridies immobiles du sang charbonneux devenaient parfaitement mobiles, lorsque le sérum dans lequel on les observait avait subi la dilution par un moyen analogue à celui qui vient d'être indiqué.

Çela me semble prouver que la mobilité et l'immobilité dépendent pour la bactérie, des conditions des milieux dans lesquels elle se trouve, et non pas de son caractère propre. D'un autre côté la présence dans le sang qui subit l'altération putride au début, des bactéries parfaitement immobiles est *impossible* à distinguer de celles du sang charbonneux, présence qui a été constatée bien des fois par d'autres observateurs que moi, notamment par mon ami M. Signol, ne laisse aucun doute sur le peu de réalité de la bactéridie caractéristique de la virulence charbonneuse.

Quoiqu'en dise M. Sanson, la bactéridie, comme nous le verrons plus loin, diffère essentiellement de la bactérie, et dans le travail de M. Signol, qu'il invoque et que nous résumons plus loin, il n'y a nullement analogie, la bactéridie mesure de 7 à 12 millièmes de millimètre de longueur. Dans la bactérie étudiée par M. Signol, elle a de 15 à 60 millièmes de millimètre de longueur, mais poursuivons le travail de M. Sanson. A cette bactéridie succéderait, dit-on la bactérie dans le sang charbonneux putréfié. C'est incontestable, et il n'y a pas lieu d'en être surpris. Dans le sang putréfié, les matières albuminoïdes sont parties en fortes proportions sous la forme de composés ammoniacaux gazeux et infects, le liquide qui reste a perdu beaucoup de sa densité et de sa viscosité. Les bactéridies sont devenues des bactéries, comme celles-ci deviennent des bactéridies lorsque le phénomène inverse se produit. Il est regrettable que M. Sanson, au lieu de chercher à mettre en contradiction les affirmations de M. Davaine, n'ait pas fait des inoculations comparatives avec la bactérie et la bactéridie, il aurait pu se convaincre du fait avancé par M. Davaine.

D'autres observateurs, Garreau entre autres (recueil 1871, page 811, dit : 9° que vu la rapidité avec laquelle la décomposition putride s'empare du cadavre d'un mouton mort de cette affection, pendant les chaleurs surtout, il y a urgence, lorsqu'on se livre à des expériences d'inoculations, de les pratiquer aussitôt ou peu de temps après la mort. M. Sanson fait souvent trop bon marché de ce qui n'est pas sien. Il croit peut-être que la probité est un défaut, mais/poursuivons.

Conclusion. — D'où il faut conclure en définitive, que la bactérie mobile ou immobile n'est pas l'agent spécifique ou, pour parler plus scientifiquement, la condition déterminante de la virulence charbonneuse ou de la virulence spéticémique (en prenant le terme de virulence pour équivalent de la propriété d'être inoculable), puisque du sang qui ne contient pas de bactéries a néanmoins inoculé le charbon, ainsi que l'ont prouvé les expériences d'Allanches, et que du sang qui en contient reste parfaitement inoffensif, ainsi que le prouvent les expériences dont les résultats viennent d'être exposés. (Nous verrons plus loin ce que valent les affirmations d'un micrographe du poids de M. Sanson.) Ajoutons que le professeur Roloff de Halle, autorité considérable en la matière, car il a fait du sang de rate, qui sévit chaque année avec intensité sur les troupeaux de la province de Saxe, une étude très attentive, est arrivé à la même conclusion. Voici son opinion à ce sujet. Pour discuter la question dans toute son étendue, a-t-il dit, le temps manquerait aujourd'hui, par contre on peut mettre en évidence quelques points d'une importance pratique essentielle. La nature du sang de rate n'est pas encore découverte, la théorie bactéridienne repose sur des fondements incertains. Les corpuscules observés dans le sang de rate ne sont point des organismes, mais bien des produits de transformation du sang, une modification de la fibrine, et de là ils ne sont point la cause, mais l'effet de la maladie. (Il est inutile d'insister sur de telles absurdités, elles tomberont d'elles-mêmes un peu plus loin,) et M. Sanson dit pour terminer : cette déclaration du professeur de l'Institut de Halle sera partagée par tous les savants qui ont des idées nettes sur les conditions qu'exige une démonstration.

Il est très-heureux que cette déclaration n'ait été partagée que par le savant M. Sanson, sans quoi il y aurait encore bien peu de lumière sur cette question avec des observateurs à parti-pris.

D'après un travail tout récent publié en Allemagne par Bollinger, voici la description qu'il donne de ces parasites. Les bactéridies telles qu'on les rencontre dans le sang d'animaux charbonneux, morts ou vivants, sont des corps cylindriques droits, plus rarement légèrement courbés ou un peu brisés en angles obtus, paraissant très-pâles, jamais ramifiés, immobiles, mesurant de 0 m. 007 à 0 m. 012 de longueur et ne pouvant presque pas se mesurer pour la largeur. Lorsqu'elles sont fraîches et à un grossissement modéré, ces bactéridies paraissent non articulées et homogènes, mais avec un très-fort grossissement et en les faisant gonfler par de l'eau, on reconnaît que ces bactéridies sont très articulées, formées de cellules arrondies, ou légèrement allongées en cylindres et accouplées en chapelet, quelquefois ces cellules sont isolées, et elles constituent alors les germes des bactéries; ces cellules se multiplient constamment par segmentation, puis s'accollent bout à bout tout en se segmentant encore. En les faisant gonfler, on reconnait très-bien à ces cellules une paroi et une cavité avec plasma distinct. Les bactéridies appartiennent à ce groupe d'organismes qu'on a désigné sous le nom de schizomyctes et se rapprochent davantage des organismes de nature végétale que du règne animal. L'on trouve à peu près constamment dans le sang d'animaux charbonneux, que ceux-ci soient en vie ou morts, les corps sous forme de baguettes signalés par Branell et Delafond. Le sang d'animaux charbonneux qui ne renferme pas de ces baguettes, donne cependant par inoculation sur d'autres animaux, un charbon vrai, c'est-à-dire que dans le sang de ces animaux inoculés, on trouve pendant la vie comme après la mort de ces baguettes ; c'est que le sang, dans lequel on n'a pas trouvé de bactéries, renferme les germes de ces organismes. Les bactéries sont constantes dans le charbon et constituent l'élément contagifère, le parasite de cette maladie; si quelquefois on n'a pas rencontré ces organismes, c'est qu'on n'a pas observé suffisamment, souvent les bactéries sont localisées dans une partie du corps, et ne se trouvent que dans certains vaisseaux et en général les bactéries isolées, et surtout leurs germes, peuvent facilement échapper à l'observateur. Bollinger considérait en outre les bactéries comme des parasites très avides d'oxygène, qui, par conséquent en se multipliant dans le sang, enlèvent les gaz vivifiants aux globules, produisent une intoxication avec dyspnée, cyanose, convulsions et contractions cloniques, de l'abaissement de la température et enfin de l'asphyxie. Un autre observateur Cohn, de Berlin, déclara trois ans après, en 1875, que les prétendues bactéries ne sont pas du genre bacterium, que se ne sont pas non plus des micrococques comme M. Hallier et d'autres l'avaient admis, et il les place dans le genre baccillus, l'appelant baccillus anthracis. En 1876, M. Haz dit dans un numéro du *Wochenschrift*, que les recherches qu'il a faites depuis plus d'un an sur la nature des baguettes du charbon, lui ont donné les résultats suivants :

1° Les baguettes du charbon ne se montrent jamais susceptibles de mouvement; 2° L'on ne constate pas de resserrement des baguettes sous l'influence de l'eau froide, de la glycérine, des astringents et autres moyens, la dessication ne les fait pas plus changer de forme que l'humidité; 3° les baguettes ne se décomposent pas en microcoques, ou en petites cellules analogues; 4° Les baguettes du charbon se distinguent à première vue des bactéries de la décomposition putride; 5° L'on ne rencontre pas dans le sang charbonneux de bactéries proprement dites, de microcoques, de vibrions, de baccillus, ni d'autres organismes analogues appartenant au grand groupe des protistes; 6° Les baguettes du charbon ne sauraient être confondues avec les cristaux du sang qu'on rencontre quelquefois dans le sang charbonneux; 7° Les prétendues bactéries du sang des animaux charbonneux ne sont pas des êtres organiques vivants mais bien des produits organiques morts; 8° Attendu que des êtres organisés vivants, des protistes ne se trouvent pas dans le sang charbonneux, l'opinion généralement admise aujourd'hui, qui considère les prétendues bactéries comme cause du charbon est erronée. Le charbon n'est pas une maladie produite par des organismes, et une mort par asphyxie n'est pas admissible; 9° Ce que l'on enseigne généralement aujourd'hui sur l'étiologie du charbon et les idées sur la nature de cette maladie est presque entièrement faux.

Nos voisins d'Outre-Rhin, comme nous le voyons, ont aussi leur Sanson qui se charge de démolir le travail des autres, mais qui disparaît au milieu des décombres.

En même temps que les négations de M. Haz, paraissaient d'autres affirmations de la théorie de M. Davaine. Le docteur Koch, par une série d'observations et d'expériences dans lesquelles il s'est inspiré des travaux récents de Cohn sur les bactéries, venait confirmer la réalité de la théorie de M. Davaine et jeter un jour nouveau sur les faits que cette théorie laissait encore inexpliqués. Il considère la bactéridie comme un baccillus anthracis; peu importe le nom pourvu que l'observation soit bonne.

Laissons parler le docteur Koch. Dans le sang, les humeurs et les tissus de l'animal vivant, le baccillus anthracis se développe et se multiplie très rapidement d'après le mode de reproduction des autres bactériens. Le baccille s'allonge, atteint le double de sa longueur, s'étrangle en son milieu; ses deux moitiés ne tardent pas à se séparer et à donner naissance à deux nouveaux baccilles.

Lorsqu'on place dans le sérum du sang ou de l'humeur aqueuse les baccilles du sang de rate, en les maintenant à une température de 35 à 37° au contact de l'air humide, on voit les baccilles s'allonger considérablement, atteindre une longeur dix, vingt, cent fois plus grande, se contourner et former en s'entremêlant, un lacis inextricable. Ils perdent leur structure uniforme et leur transparence, leur contenu est finement granulé; bientôt apparaissent dans leur intérieur des granulations réfringentes, très-rapprochées, mais régulièrement espacées. Les baccilles ainsi transformées ressemblent à des chapelets de perles entrelacés. Ces longs filaments finissent par se dissocier; à leur place on ne voit plus que des granulations alignées et maintenues en connexion par une substance unissante, muqueuse, les granulations se séparent enfin à leur tour et constituent de véritables spores identiques à celles des autres bactéries observées par Cohn.

Koch a pu suivre sur le champ du microscope les transformations du baccille depuis son élongation jusqu'à la dispersion de ses spores, il a pu déterminer avec soin les conditions dans lesquelles les spores se développent. Une température de 35° détermine le développement rapide des baccilles, après 20 heures ceux-ci présentent déjà des spores. A 18° les spores n'apparaissent que le deuxième ou le troisième jour. Au-dessous de 12° les baccilles ne se développent plus ; il en est de même au-dessus de 45°. La présence de l'air est indispensable au développement des baccilles, dans un milieu pauvre en oxygène ils meurent, leur contenu devient trouble et se sectionne en petits fragments qui se dissocient. Les baccilles peuvent cependant continuer à se développer et à donner des spores en présence d'autres bactéries ou vibrions, lorsqu'on n'empêche pas le libre accès de 'air. Si les liquides qui renferment les baccilles sont trop étendus d'eau, ceux-ci meurent avant d'avoir donné des spores. Des traces d'acide phénique suffisent pour empêcher leur évolution.

Les spores du baccillus anthracis, mises dans du sérum ou de l'humeur aqueuse, germent et reproduissent des baccilles. La spore s'entoure d'une masse gélatineuse transparente de forme ronde. Cette masse s'allonge petit à petit dans un seul sens, devient ovoïde; la spore occupe l'un des pôles de cet ovoïde. Cette enveloppe transparente s'accroit encore en longueur et devient filiforme, la spore diminue de volume, pâlit, se fragmente et disparaît. Le baccille est alors constitué. La spore parait donc consister dans une gouttelette très réfringente formée probablement d'une matière huileuse et entourée d'une couche de protoplasma qui donne naissance à la masse gélatineuse. L'expérimentation physiologique confirme ce que nous apprend l'examen microscopique relativement à l'évolution des spores. Des animaux auxquels on inocule des liquides ne renfermant que des spores de baccilles meurent rapidement en présentant les symptômes du sang de rate ; à l'autopsie, la rate, le sang, sont remplis de baccilles. La durée de la maladie est d'autant plus courte que le nombre des spores inoculées est plus considérable. Nous avons déjà vu que les baccilles conservées dans des liquides desséchés perdent rapidement en quelques jours la propriété de produire le charbon. Leurs spores se comportent tout autrement, conservées dans de l'humeur aqueuse ou même dans des liquides putréfiés, elles gardent encore toute leur activité après 3 mois. Des fragments de rate desséchés et contenant des spores ont produit des affections charbonneuses au bout de 4 ans. Ces faits si importants au point de vue de l'étiologie du charbon, expliquent facilement la différence des résultats auxquels sont arrivés les divers expérimentateurs qui ont inoculé du sang ou des matières provenant d'individus morts de sang de rate. Les uns employaient du sang rapidement desséché et ne contenant que des baccilles qui perdaient bientôt leur activité, les autres se servaient de sang desséché lentement à une température assez élevée, dans lequel les baccilles avaient eu le temps de se développer et de produire des spores capables de germer longtemps après leur dessication. Si l'on fait sécher des morceaux de rate, de ganglions lymphatiques, etc.,d'animaux affectés de charbon et que l'on donne à ces fragments une épaisseur et un volume différents, on voit que les petits fragments perdent en quelques heures, quelques jours au plus, la propriété de produire la maladie, lorsqu'on les inocule à des animaux sains. L'examen microscopique ne fait découvrir dans ces tissus que des baccilles plus ou moins allongés, mais qui, mis en contact avec un liquide, restent opaques et se divisent en fragments irréguliers; ce sont des baccilles morts. Les morceaux de tissus plus volumineux, qui se détachent lentement, gardent leur propriété virulente pendant longtemps, et ils renferment dans leur intérieur des spores de baccille. Le baccillus anthracis parait constituer une espèce propre aux affections charbonneuses.

D'autres espèces de baccilles se rencontrent dans le sang normal putréfié et donnent naissance à des spores identiques en apparence à celles du B. anthracis. Ces spores ou ces baccilles inoculés à des animaux ne produisent aucun accident, ou, s'ils en produisent, ces accidents n'ont rien de commun avec ceux du sang de rate, il en est de même des autres schizophytes qui vivent dans les matières en putréfaction ou les infusions. La vraie cause des maladies charbonneuses est donc l'introduction du baccille ou de ses spores dans l'économie animale. Cette inoculation peut se faire lorsque les baccilles sont à l'état frais, lorsqu'ils sont desséchés et qu'ils possèdent encore leur activité, ou enfin lorsque leurs spores ont pris naissance. Chez les animaux, la maladie est produite le plus souvent par l'absorption du parasite, soit à l'état de dessication, soit à l'état de spores. La plupart de nos bestiaux, moutons, bœufs, chevaux, présentent presque toujours sur la peau de petites plaies ou de simples excoriations, causées par des coups, ou qu'ils se font eux-mêmes en se grattant, en se heurtant contre les corps résistants. Ces plaies sont autant de portes ouvertes, par lesquelles le microphyte peut entrer dans le torrent circulatoire et s'y développer. Il est probable que cette voie d'inoculation n'est pas la seule et que les baccilles et leurs spores peuvent aussi infecter un animal lorsqu'ils pénètrent par les voies digestives et respiratoires. Bien que les expériences faites à cet égard n'aient pas été concluantes, il faut se garder de nier ce mode de contagion. Un cadavre mort de sang de rate enterré pendant la saison chaude dans un sol humide et à peu de profondeur, les excréments des animaux malades renfermant du sang, mêlés au fumier des étables ou tombant dans un terrain marécageux, se trouvent dans les conditions les plus favorables au développement des baccilles et à la production des spores.

Nous avons vu que ces spores ont une résistance très remarquable, une dessication de plusieurs années, la présence dans l'eau ou dans un liquide en putréfaction, une alternative de sécheresse et d'humidité ne leur font pas perdre leurs propriétés germinatives. Il suffit donc d'un seul cadavre pour donner naissance à une quantité innombrable de spores et pour infecter toute une région. On s'explique dès lors facilement l'apparition des épizooties, à la suite des inondations et dans les saisons chaudes et pluvieuses l'existence endémique des affections charbonneuses dans les contrées marécageuses; les baccilles se trouvent alors dans un milieu semblable à celui dans lequel on les fait se reproduire expérimentalement.

D'après Bollinger que nous avons déjà eu l'occasion de citer à cause de la justesse de ses observations, les bactéries du sang des animaux charbonneux se distinguent essentiellement des bactéries de la putréfaction (de la septicohémie,) et de celle du lait aigri, par une certaine symétrie dans la forme et dans leur extérieur, et surtout par leur immobilité. Les réactifs ont sur eux le même effet que sur les autres bactéries, et elles sont remarquables par une grande résistance à l'action des acides et des alcalis.

La nature parasitaire du charbon, indépendamment des faits expérimentaux et anatomo-pathologiques, se prouve surtout par ce fait, que les phénomènes cliniques et anatomiques qui caractérisent le charbon de nos animaux, surtout dans les formes apoplectiques et aiguës, s'expliquent par les propriétés physiologiques et les effets des bactéries. L'effet des bactéries du charbon dans le corps animal vivant consiste essentiellement dans la grande affinité de ces organismes pour l'oxygène qui alors est absorbé très avidement et en grande quantité, et est complétement enlevé aux globules sanguins rouges. Par suite de cet effet qui, à cause de l'abondance extrême des parasites est considérable, il y a bientôt manque d'oxygène et surabondance d'acide carbonique, de là les symptômes de dyspnée, de cyanose, les convulsions cloniques, la dilatation de la pupille, l'abaissement de la température et enfin l'asphyxie. De même aussi, l'on trouve à l'autopsie des animaux morts du charbon, toutes les altérations que produit l'empoisonnement par l'acide carbonique. La bactérie en un mot se comporte dans l'économie comme un charbon incandescent et brûle l'oxygène destiné aux globules. Observons ici que ces baguettes sont quelquefois si nombreuses, que Davaine les estime à 8 ou 10 millions dans une goutte de sang. Par une dessication bien menée, ces cryptogames se conservent intacts; au bout d'un an, Davaine a encore pu communiquer la maladie. Si avant la dessication le sang s'est putréfié, les cryptogames s'y détruisent, et le sang perd ses propriétés contagieuses; parfois il produit encore de la septicémie, mais plus de charbon proprement dit, du sang lentement desséché perd parfois de même sa virulence, parce que les bactéries périssent dans la décomposition lente qui accompagne alors l'opération. Ce qui prouve d'une manière péremptoire la nature parasitaire du charbon, ce sont les tentatives d'inoculations faites avec du sang provenant de fœtus trouvés dans la matrice d'animaux charbonneux et qui n'ont jamais été suivies d'infections. C'est que les bactéries du sang de la mère ne passent pas au travers du placenta qui est comme un filtre physiologique et jamais, quelqu'ait été le nombre des parasites chez la mère, on n'en observe chez le fœtus.

La question tant agitée enfin, devait entre les mains de l'illustre M. Pasteur prendre un corps et une âme. Dans l'étude de la flacherie des vers à soie, M. Pasteur avait trouvé dans le canal intestinal de ces insectes, de petits vibrions. Au sujet de ces vibrions et de leurs germes,dit le savant maître, je vis alors qu'il existe chez ces petits êtres une sorte de parthénogénèse. Après qu'ils se sont reproduits pendant un certain temps par division spontanée, on voit apparaître, çà et là, dans leur substance, jusque là translucide et homogène en apparence, un ou plusieurs corpuscules plus réfringents que le restant du corps. Celui-ci se résorbe peu à peu autour de ces noyaux.

Dès lors, à la place de la multitude de petits bâtonnets simples ou articulés en voie de division spontanée qui composent un champ de vibrions baguettes, on ne rencontre plus qu'un amas de points brillants une poussière de petits grains de 1 à 2 millièmes de millimètre de diamètre. J'ai montré que ces corpuscules peuvent subir une dessication prolongée sans périr, et que la poussière infectieuse qui en résulte, répandue artificiellement sur la feuille de mûrier, peut, introduite dans l'appareil digestif, provoquer la maladie et amener la mort de l'insecte.

Dans un mémoire remarquable publié en 1876, le docteur Koch a constaté que les petits corps filiformes découverts par M. Davaine, peuvent passer à l'état de corpuscules brillants après s'être reproduits par scission, puis se résorber comme je viens de le dire pour les vibrions et que ces corpuscules peuvent régénérer dans le sérum et l'humeur de l'œil, les petites baguettes pleines, et, de même que dans la maladie dite flacherie des vers à soie, on doit penser que ces corpuscules peuvent passer d'une année à l'autre sans périr, prêts à propager le mal.

Le premier jalon de cette route si accidentée était planté, la première étape était franchie. Malgré les observations si précises de M. Davaine et du docteur Koch, les esprits sont encore partagés au sujet de la véritable étiologie du charbon. La contradiction sur ce point,dit M. Pasteur, se rattache à des discussions plus générales dont je dois dire quelques mots. L'attention des médecins ayant été appelée à plusieurs reprises depuis une vingtaine d'années sur le rôle des infiniments petits, il est arrivé qu'on a étendu outre mesure et prématurément les conséquences des faits acquis. Or, les exagérations des idées nouvelles amènent infailliblement une réaction qu'elle-même allant au delà de la vérité, jette la défaveur sur ce que ces idées nouvelles ont de juste et de fécond. Ceux qui suivent attentivement le mouvement médical actuel touchant ces questions, à l'étranger et en

France, doivent reconnaître à divers symptômes et comme contre-coup des exagérations dont je parle, que plusieurs médecins ou chirurgiens sont portés à douter que certaines maladies puissent être dues à des organismes microscopiques.

Existe-t-il une maladie ayant les caractères du sang de rate ou du charbon qui soit causée par le développement dans le sang des animaux des petits corps filiformes ou bactéridies que M. Davaine a découverts le premier en 1850 ? Cette maladie doit-elle être attribuée en tout ou en partie à une substance de la nature des virus ? En un mot, est-il possible d'écarter, touchant la maladie charbonneuse, les doutes et les contradictions dont je parlais tout-à-l'heure au sujet du rôle d'organismes microscopiques ? Tel est l'objet de cette première communication. On sent aisément la difficulté du sujet. Voici une goutte de sang charbonneux : elle contient des globules rouges, plus ou moins agglutinés coulant comme une gelée un peu fluide, des globules blancs en nombre plus grand que dans le sang normal et des filaments qui nagent dans le sérum limpide. On introduit la goutte sous la peau d'un cochon d'Inde, d'un lapin, d'un mouton, d'une vache, d'un cheval, et l'animal meurt au bout de 24 ou 48 heures dans 3 ou 4 jours au plus, et tout son sang offre les caractères physiques et virulents de la première goutte inoculée. Est-ce la bactérie qui agit ou les autres éléments solides ou liquides, qui l'accompagnent et qui se reproduisent comme elle dans l'économie ? M. Paul Bert a dit à la société de Biologie du 13 janvier 1877 : Je puis faire périr la bactéridie dans la goutte de sang par l'oxygène comprimé, inoculer ce qui reste et reproduire la maladie et la mort sans que la bactéridie se montre. Donc, les bactéridies ne sont ni la cause ni l'effet nécessaire de la maladie. Celle-ci est due à un virus charbonneux.

Voici, dit M. Pasteur, les résultats auxquels nous sommes parvenus.

Le sang d'un animal, disais-je tout-à-l'heure, exposé à l'air pur, c'est-à-dire privé de toute particule solide, vivante, aux plus hautes températures de l'atmosphère, ne se putréfie pas et ne donne naissance à aucun organisme quelconque. Dès lors, une première question se présente à l'esprit; abstraction faite de la bactéridie, est-elle le seul organisme qui existe dans le sang du charbon proprement dit ? L'expérience répond affirmativement. Si le sang est extrait du corps de l'animal charbonneux par des procédés semblables à ceux que j'ai employés jadis, pour constater que le sang de l'économie est pur, on constate que ce sang charbonneux est imputrescible et que la bactéridie seule peut continuer à s'y développer. En conséquence, il devient facile d'avoir la bactéridie à l'état de pureté, de la cultiver dans ces conditions, hors du corps de l'animal dans des liquides quelconques, à la seule condition que ceux-ci soient appropriés à sa nutrition et de la conserver indéfiniment toujours pure, dans des cultures successives et variées, comme on cultive pures les moisissures, les vibrions et en général les divers ferments organisés.

A l'origine de nos observations actuelles, et une

seule fois, nous avons fait venir de Chartres, par l'intermédiaire de M. Boutet, un peu de sang charbonneux. Depuis lors, la bactéridie, sans cesse cultivée, a passé maintes fois de nos vases de verre dans d'autres vases pareils ou dans le corps des animaux qu'elle a infectés sans que sa pureté ait été un seul jour compromise. Si cela était nécessaire, nous pourrions préparer des kilogrammes de la bactéridie charbonneuse en quelques heures en nous servant de liquides artificiels et morts, si l'on peut ainsi parler. Tous les liquides nourriciers des êtres inférieurs peuvent être utilisés, même à la rigueur les liquides artificiels et minéraux. Mais un de ceux qui conviennent le mieux pour cet objet, à cause de la facilité avec laquelle on peut se le procurer rapidement et pur, en quantité quelconque, est l'urine rendue neutre ou un peu alcaline.

Ces faits et les méthodes qu'ils suggèrent vont nous servir à résoudre les questions que nous nous sommes posées, à savoir : s'il faut attribuer les effets du charbon à la bactéridie ou à un virus. Dans la solution minérale et artificielle que j'ai employée autrefois pour la culture des ferments composés de cendres de levure, de tartrate d'ammoniaque et de sucre, semons dans des conditions de pureté irréprochable une infiniment petite quantité de sang charbonneux, dans ce premier milieu prélevons une goutte pour une semence nouvelle dans l'urine, de celle-ci passons à une urine nouvelle et ainsi de suite pendant des mois entiers, puis inoculons les bactéries des dernières cultures. Ces bactéries ont exercé leurs ravages avec toute l'éfficacité du sang charbonneux lui-même : l'expérience ne nous a laissé aucune incertitude à cet égard. On ne saurait donc douter que la virulence du sang charbonneux n'appartient en aucune manière ni aux globules rouges poisseux, ni aux globules blancs puisque nos cultures, par leurs répétitions successives indéfinies, ont dû éteindre absolument dans les dernières cultures la présence des globules rouges et blancs déposés en quantité si faible dans la première culture.

Ce qui précède laisse entières les hypothèses d'une substance diastasique soluble ou d'un virus à granulations microscopiques. Une ferment diastasique soluble pourrait être un produit de la bactéridie, se régénérer par conséquent en même temps que celle-ci et se trouver dès lors dans la première comme dans la dernière culture. A l'égard de la présence d'un virus, et tant la nature de ces derniers est encore obscure et mystérieuse, on peut à la rigueur faire une hypothèse analogue. La bactéridie pourrait le produire, ou ce virus lui-même, après avoir eu sa première origine dans le sang charbonneux, pourrait se reproduire à la façon d'un organisme. Les expériences suivantes écartent complétement la première hypothèse, celle d'un ferment soluble. Qu'on vienne à filtrer les liquides des cultures chargées de bactéridies ou le sang charbonneux lui-même pris sur l'animal charbonneux qui vient de mourir et qu'on inocule simultanément les liquides non filtrés et ces mêmes liquides filtrés, on constate que l'inoculation d'une goutte de liquide charbonneux avant la filtration amène rapidement la mort, tandis que l'inoculation de 10, 20, 80 gouttes du liquide filtré est absolument sans effet. Sans aucun doute, si cette expérience si simple et si probante n'a jamais été faite, c'est que la filtration dont je parle est une opération des plus délicates et des plus difficiles; les moyens ordinaires sont tout-à-fait inefficaces, il s'agit en effet de filtrer des liquides, tenant en suspension des filaments et des germes dont les plus petits n'ont pas plus d'un millième de millimètre de diamètre. Après bien des essais infructueux nous y sommes arrivés avec une perfection qui ne laisse rien à désirer. Ces expériences de filtration éloignent complétement l'idée que le sang charbonneux ou la bactéridie puisse porter avec eux une substance virulente soluble, mais il reste encore l'hypothèse, bien invraisemblable, il est vrai, que dans les cultures un virus a pu se reproduire en même temps que la bactéridie, virus chargé de corpuscules microscopiques, lesquels seraient arrêtés par les matières filtrantes en même temps que les globules du sang et les bactéridies. On se rappelle que M. Chauveau a annoncé que les virus n'agissent que par des particules solides qu'ils tiennent en suspension. Ce nouveau doute ne peut tenir devant l'observation attentive des cultures dans l'urine neutre ou légèrement alcaline. Ce liquide peut être obtenu dans un état de limpidité extraordinaire. Or, voici comment se présente le développement des bactéridies dans ce liquide, après qu'il a été ensemencé. Du jour au lendemain, plus rapidement même, on voit la bactéridie se multiplier en filaments tout enchevêtrés, cotonneux, sans que le liquide, dans l'intervalle des filaments, soit le moins du monde obscurci, et sans que le microscope puisse faire découvrir dans ce liquide le moindre corpuscule organisé ou amorphe, si ce n'est les longs fils de la bactéridie.

En résumé, la bactérie peut se multiplier dans des liquides artificiels, indéfiniment, sans perdre son action sur l'économie, et il est impossible d'admettre que, dans ces conditions, elle soit accompagnée d'une substance soluble ou d'un virus, partageant avec elle la cause des effets du sang de rate ou de la maladie charbonneuse proprement dite.

M. Paul Bert, ayant reçu de M. Pasteur un échantillon d'urine renfermant des bactéries, inocula un cochon d'Inde qui mourut 30 heures après et dont le sang fourmillait de bactéridies. Or, ce sang dont la virulence était extrême comme le prouvèrent d'autres inoculations, perdit complètement toute vertu, soit après un séjour d'une semaine dans l'oxygène comprimé, soit après l'action de l'alcool concentré. C'était donc bien dans ce sang, les bactéridies qui occasionnaient la mort. Le charbon doit être appelé aujourd'hui, dit M. Pasteur (17 juillet 1877), la maladie de la bactéridie comme la trichinose est la maladie de la trichine, comme la gale est la maladie de l'acarus.

Les vibrions, les bactéries, les bactéridies peuvent donc revêtir deux aspects essentiellement distincts; ils sont en fils translucides déliés, de longueur variable, se multipliant par scissiparité, ou bien, on les trouve en amas de petits corpuscules brillants, formés spontanément dans la longueur des articles filiformes, qui se séparent ensuite et constituent alors des amas de points paraissant inertes, mais d'où peuvent sortir en réalité d'innombrables légions d'individus filiformes, se reproduisant de nouveau par scissiparité, jusqu'à ce qu'ils se résorbent à leur tour en corpuscules germes. La résistance des êtres dont nous parlons aux causes diverses de leur destruction est essentiellement différente, suivant qu'on les considère dans leur forme de filaments ou dans celle de corpuscules. La dessication et une élévation de température même faible, bien inférieure à 100° font périr les filaments. Les corpuscules germes, au contraire, résistent souvent à la température de 100°. Nous avons même reconnu que les germes des bactéries des eaux communes supportent à l'état sec des températures de 120 à 130° centigrades; aussi est-ce sous la forme de ces corpuscules que les diverses espèces de bactéries et de vibrions, se trouvent disséminés dans les poussières, à la surface de tous les objets de la nature, toujours prête pour la reproduction. Il était très intéressant de comparer la résistance à la mort de cet organisme dans son double mode d'existence, sous sa forme de filaments pleins déliés, de longueur variable, et à l'état de corpuscules brillants. Dans l'animal charbonneux, au moment de la mort, la bactéridie est exclusivement formée de filaments articulés sans le moindre corpuscule germe. Au contraire, une culture dans l'urine donne, après un repos de quelques jours, une grande abondance de corpuscules brillants associés ou non à des bactéridies filiformes. Si l'on précipite par l'alcool le sang charbonneux et qu'on fasse dessécher rapidement le précipité qui enferme dans ses mailles toutes les bactéridies, celles-ci, sans exception, deviennent absolument inertes. La même opération appliquée aux corpuscules germes de la bactéridie. conserve à ces derniers leur forme, leur aspect et leur puissance d'inoculation ultérieure ou leur faculté de développement dans l'urine neutre. On démontre ainsi qu'ils n'ont rien perdu de leur vitalité propre et de leur terrible action sur l'économie.

M. Paul Bert, dans ses beaux travaux sur l'emploi de l'oxygène à haute tension comme procédé d'investigation physiologique, a reconnu que l'oxygène comprimé détermine rapidement la mort chez tous les êtres vivants. Appliquons cette méthode à la bactéridie charbonneuse d'une part et de l'autre à ses corpuscules germes; l'expérience démontre que la bactéridie périt facilement au contact de l'oxygène comprimé à 10 ou 12 atmosphères; mais nous avons pu maintenir les corpuscules germes pendant 21 jours à 10 atmosphères d'oxygène pur, sans leur faire perdre leur faculté de reproduction. La compression appliquée à du sang charbonneux peut donc donner lieu à deux résultats en apparence tout à fait contradictoires. Si le sang ne renferme que des bactéridies pleines, il perd toute virulence; s'il contient des bactéridies à points brillants, il est aussi dangereux après qu'avant la compression. La bactéridie absorbe pendant sa vie l'oxygène de l'air et jusqu'aux dernières portions, en dégageant un volume de gaz carbonique sensiblement supérieur. J'ai démontré antérieurement qu'il existait des êtres pouvant vivre, se multiplier et reconstituer leurs germes absolument hors du contact de l'air, c'est-à-dire sans gaz oxygène libre. Ces êtres qui sont les ferments par excellence, empruntent l'oxygène des matériaux dont leur corps est formé à des substances oxygénées toutes faites. La bactéridie charbonneuse n'est point un être de cette nature. Pour vivre et se reproduire elle a besoin d'oxygène à l'état libre, c'est donc un être aérobie qui n'agit point à la manière des ferments proprement dits. Tout liquide renfermant les éléments essentiels de la nutrition des moisissures, des bactéries, des vibrions, etc., est propre à son développement s'il est aéré. Lorsque l'oxygène a disparu, tout développement de l'organisme s'arrête. Bien plus, il finit par se résorber en très-fines granulations amorphes tout-à-fait inoffensives. Il résulte de ces diverses circonstances, que si la bactéridie réussit à pénétrer dans le sang et à s'y multiplier, très promptement elle provoque l'asphyxie en enlevant aux globules l'oxygène nécessaire à l'hématose. De là cette couleur noire du sang et des viscères au moment de la mort, qui est un des caractères de la maladie charbonneuse. Mais d'où vient cet autre caractère de l'état agglutinatif des globules du sang signalé par tous les observateurs? C'est encore la bactéridie qui le détermine. Dans ma communication du 30 avril, j'ai dit que nous avions trouvé un mode de filtration qui est si sûr que du sang charbonneux rempli de bactéridies, n'en contient plus une seule après qu'il a été filtré, ni germes quelconques, ce dont on a la preuve par cette double circonstance que le sang devient imputrescible au contact de l'air pur et qui ensemencé dans un liquide propre à la nutrition des bactéridies, celles-ci n'apparaissent en aucune façon. Aussi, ce sang filtré peut être injecté impunément dans le corps sans produire le charbon ni le moindre désordre local. Mais ce sang charbonneux filtré mis en contact avec du sang frais et sain rend aussitôt les globules agglutinatifs, autant et plus qu'ils le sont dans la maladie charbonneuse, peut-être par la présence d'une diastase que les bactéridies ont formée.

Malgré la rapidité avec laquelle on voit la bactéridie pulluler dans la maladie charbonneuse, on aurait tort de croire que le sang normal est très propre à la nutrition de ce parasite. Je m'explique sur cette apparente contradiction : chez les êtres inférieurs plus encore que dans les grandes espèces animales et végétales, la vie empêche la vie. Un liquide envahi par un ferment organisé ou par un être aérobie, permet difficilement la multiplication d'un autre organisme inférieur, alors même que ce liquide, considéré dans son état de pureté, est propre à la nutrition de ce dernier. Or, il faut considérer que le sang vivant, c'est-à-dire en pleine circulation, est rempli d'une multitude infinie de globules qui ont besoin pour vivre et pour accomplir leurs fonctions physiologiques de gaz oxygène libre ; on peut dire que les globules du sang sont des êtres aérobies par excellence. Lors donc que la bactéridie charbonneuse pénètre dans un sang normal, elle y rencontre un nombre immense d'individualités organiques prêtes à ce qu'on appelle quelquefois, dans un langage imagé, la lutte pour la vie, ou en d'autres termes à s'emparer pour elles-mêmes de l'oxygène nécessaire à l'existence des bactéridies.

L'urine, ai-je dit, neutre ou légèrement alcaline, est un excellent terrain de culture pour la bactéridie; que l'urine soit pure et bactéridie pure, et dans l'intervalle de quelques heures, celle-ci est tellement multipliée, que les longs filaments qui la composent remplissent le liquide d'un feutrage d'aspect cotonneux; mais si, au moment de déposer dans l'urine les bactéridies à titre de semence, on sème en outre un organisme aérobie, par exemple une des bactéries communes, la bactéridie charbonneuse ne se développe pas ou très peu et elle périt entièrement après un temps plus ou moins long. Chose bien remarquable, ce même phénomène se passe dans le corps des animaux qui sont le plus aptes à contracter le charbon, et l'on arrive à ce résultat qu'on peut introduire à profusion dans un animal la bactéridie charbonneuse sans que celui-ci contracte le charbon : il suffit qu'au liquide qui tient en suspension la bactéridie, on ait associé en même temps des bactéries communes.

La lutte pour la vie entre l'organisme charbonneux et ses congénères, se manifeste dans les expériences que j'ai citées tout-à-l'heure, va jeter de nouvelles lumières sur le sujet qui nous occupe.

A peine le docteur Davaine avait-il annoncé à l'Académie, en 1863, que la bactéridie était constamment présente dans le sang charbonneux, que ses conclusions furent contredites par deux habiles professeurs du Val-de-Grâce, MM. Leplat et Jaillard. Ces messieurs avaient fait venir en plein été, de Sours près de Chartres, du sang charbonneux et l'avaient inoculé à des lapins. Ceux-ci avaient péri rapidement mais sans montrer de bactéridies. Néanmoins leur sang était devenu virulent, c'est-à-dire inoculable, sans présenter de bactéridies. Ils affirmèrent donc que l'affection charbonneuse n'est pas une maladie parasitaire, que la bactéridie est un épiphénomène de la maladie et ne peut être considéré comme la cause ; que le sang de rate est d'autant plus inoculable qu'il contient moins de bactéridies.

M. Davaine reprit les expériences de MM. Leplat et Jaillard et en confirma l'exactitude matérielle, mais il leur donna une nouvelle interprétation en contestant formellement que la maladie virulente décrite par MM. Leplat et Jaillard fût le charbon. Pour lui les principaux symptômes étaient différents dans les deux maladies et comme c'était d'une vache qu'avait été tiré le sang charbonneux envoyé à MM. Leplat et Jaillard, M. Davaine appela du nom de maladie de la vache l'affection découverte par ces derniers, affection plus terrible même que le charbon, car l'inoculation du virus nouveau pouvait déterminer la mort beaucoup plus promptement que le charbon dont les effets sont pourtant si rapides.

La discussion laissa le doute dans les esprits :

était-ce la même maladie, ou comme le prétendait M. Davaine, deux maladies distinctes?

Enfin, et comme pour ajouter à l'incertitude déjà si grande de ces études, un Vétérinaire de Paris, M. Signol, écrivit à l'Académie à la date du 6 décembre 1875, qu'il suffisait de tuer et mieux d'asphyxier un animal sain pour que dans l'intervalle de 16 heures au moins, pas avant, le sang de cet animal dans les veines profondes et non dans les veines superficielles, devînt virulent avec présence des bactéridies identiques aux bactéridies charbonneuses quoique incapables de pulluler dans les animaux inoculés.

Nous pensons avoir dissipé toutes ces obscurités.

Résumons d'abord les principales connaissances que nous avons acquises dans le cours de cet exposé :

I. — Le sang d'un animal en pleine santé ne renferme jamais d'organismes microscopiques ni leurs germes, il est imputrescible au contact de l'air pur, parce que la putréfaction est toujours due à des organismes microscopiques du genre vibrioniens, et que, la génération spontanée étant hors de cause, les vibrioniens ne peuvent apparaître eux-mêmes.

II. — Le sang d'un animal charbonneux ne renferme pas d'autres organismes que la bactéridie, mais la bactéridie est un organisme absolument aérobie. A ce titre il ne prend aucune part à la putréfaction ; donc, le sang charbonneux est imputrescible par lui-même. Dans le cadavre, les choses se passen tout autrement, le sang charbonneux entre promptement en putréfaction parce que tout cadavre donne asile à des vibrions venant de l'extérieur, c'est-à-dire, dans l'espèce, du canal intestinal toujours rempli de vibrioniens de toutes sortes. Ceux-ci, dès que la vie normale des tissus ne les gêne plus, amènent une prompte désorganisation.

III. — La bactéridie disparaît au sein des liquides en présence du gaz carbonique. Pour le sang charbonneux pur, c'est-à-dire ne contenant que la bactéridie sans corpuscules germes, cette disparition est absolue avec le temps. Du sang charbonneux exposé au contact de l'acide carbonique, peut perdre toute vertu charbonneuse par le simple repos. C'est une erreur de croire que la putréfaction, en tant que putréfaction, détruit la virulence charbonneuse.

IV. — Le développement de la bactéridie ne peut avoir lieu ou n'a lieu que d'une manière très pénible quand elle est en présence d'autres organismes microscopiques.

Tout ceci étant rappelé, transportons-nous dans un pays où le charbon est endémique : Tel est le département d'Eure-et-Loire. Un animal tombe frappé du charbon. Si nous prélevons sans retard un peu de temps après la mort une goutte de son sang, nous n'y trouverons que des bactéridies charbonneuses sans traces de vibrions de putréfaction. Suivons le cadavre ; il est abandonné sur un fumier, sous un hangar ou dans une écurie jusqu'à ce que la voiture de l'équarisseur passe, elle passe tous les deux jours; on ne s'occupe donc pas du cadavre pendant 24 ou 48 heures. Donc le sang, qui, au moment de la mort n'était nullement putride, qui ne l'est pas encore dans les premières heures parce qu'il ne contient que la bactéridie charbonneuse, et qu'il faut du temps pour que les vibrions de la putréfaction se répandent depuis les intestins, à distance, à travers les tissus ou les capillaires, ce sang, dis-je, devient peu à peu putride, et cela en allant du centre vers la circonférence. A ce moment les bactéridies se trouvent associées à des vibrioniens de diverses sortes. Dans tout ce résumé rien n'est donné à l'imagination.

On comprend donc que lorsqu'un expérimentateur écrit à Chartres pour se procurer du sang charbonneux, le plus ordinairement à son insu, à l'insu de ses correspondants, il est exposé à recevoir un sang tout à la fois charbonneux et putride, un sang où la bactéridie est associée à d'autres organismes, notamment aux vibrions de la putréfaction. Notre expérimentateur examine au microscope le sang à l'arrivée. Il le trouve naturellement rempli d'organismes filiformes, mais où l'élément vibrion l'emporte souvent sur l'élément bactéridie, car la bactéridie, être purement aérobie, ne s'est pas développée du tout depuis la mort. — Bien plus, elle a commencé sa résorption en granulations amorphes, — tandis que les vibrions de putréfaction, êtres anaérobies, comme je l'ai établi depuis longtemps, ont pullulé.

Le sang est inoculé, alors intervient l'influence des faits de notre proposition IV, c'est-à-dire le non développement de la bactéridie charbonneuse quand elle est associée à d'autres organismes aérobies ou anaérobies, peu importe puisque les uns et les autres peuvent soustraire l'oxygène. Notre observateur est alors tout surpris de voir l'animal qu'il a inoculé périr sans la moindre apparence de bactéridie dans son sang, et, comme il a semé beaucoup de celles-ci, il conclut naturellement que la bactéridie n'est pas la cause du charbon, qu'elle peut l'accompagner, mais que la virulence charbonneuse reconnaît une autre cause, que la bactéridie n'est de la maladie qu'un épiphénomène.

Mais pourquoi la mort suit-elle l'inoculation du sang charbonneux et vibrionien, puisque la bactéridie ne peut se développer et que le charbon ne saurait prendre naissance ? C'est que le sang inoculé était putride, septicémique, pour employer une expression consacrée.

Telle est l'histoire véridique des faits observés par MM. Leplat et Jaillard et plus récemment par M. P. Bert. Tous ont été induits en erreur par cette circonstance que les vétérinaires auxquels ils se sont adressés leur ont envoyé des sangs charbonneux putrides. Et d'autre part il n'y a pas, comme le prenait M. Davaine, de maladie virulente de la vache.

Le travail de MM. Leplat et Jaillard doit être rangé à côté de ceux de Gaspard et Magendie, de ceux de Coze et Feltz et des observations plus récentes du docteur Davaine sur la virulence possible des matières putrides.

Il nous reste de nouvelles difficultés à écarter, M. P. Bert a été beaucoup plus avant que MM. Jaillard et Leplat, dans l'étude du sang charbonneux complexe qui lui avait été adressé de l'École d'Alfort.

Non content de l'inoculer et d'y constater une source de virulence sans bactéridies ainsi qu'il était advenu pour MM. Leplat et Jaillard, M. P. Bert l'a soumis à la compression dans l'oxygène et le sang garda sa virulence, car plusieurs inoculations successives furent toutes suivies de mort. Or, les virus sont caractérisés dans l'état actuel de la science par l'absence d'organismes figurés microscopiques. La conservation de la virulence à la suite de la compression devait conduire M. P. Bert à admettre la virulence propre sans organismes. Toutefois, rappelons qu'il y a un instant, nous avons été conduits à restreindre la remarquable loi physiologique découverte par M. P. Bert. Vraie pour les vibrioniens filiformes, elle a cessé de l'être, au moins entre certaines limites, et pour l'un d'eux, la bactéridie, après qu'elle fut transformée en corpuscules germes. Nous avons vu la bactéridie charbonneuse périr intégralement quand elle n'est que bactéridie filiforme, capable, au contraire, de se reproduire facilement à la suite d'une compression énergique de 10 atmosphères, prolongée pendant 12 jours quand elle contient des corpuscules brillants. Ne se pourrait-il pas dès lors que ce qu'on considère comme le virus septicémique fût également un être organisé microscopique pouvant se transformer en corpuscules brillants que ne détruirait pas l'oxygène à haute tension. Comment s'arrêter cependant à une telle hypothèse puisque le sang septicémique, cent fois examiné, n'a pas montré d'organismes microscopiques ? Je parle ici du véritable virus septique, de celui de Davaine, de celui qui tue à des doses infinitésimales, et non de celui des liquides putrides proprement dits, souvent peu dangereux, quoique très chargé de vibrioniens.

Plaçons-nous dans les conditions de MM. Leplat et Jaillard, mais avec pleine connaissance de cause.

Je me suis rendu le 13 juin, à l'établissement d'équarrissage de Sours, en compagnie de M. Boutet, Vétérinaire à Chartres. Le chef de l'établissement, M. Rabourdin, était prévenu et avait conservé les animaux amenés le matin. A notre arrivée, ils étaient dépecés et au nombre de trois ; un mouton mort depuis 16 heures, un cheval mort depuis 24 heures environ, une vache morte depuis plus de 48 heures, 3 jours même, car elle avait été amenée d'une commune très éloignée. Je constatai sur place que le sang du mouton, dont la mort était récente, ne contenait que des bactéridies charbonneuses, que le sang du cheval contenait ces mêmes bactéridies et en outre de vibrions de putréfaction, qu'enfin la vache contenait surtout de ces derniers vibrions outre les bactéridies charbonneuses. Par l'inoculation on obtient avec le sang du mouton, le charbon avec bactéridies pures ; avec le sang du cheval et de la vache, la mort sans bactéridies. C'était donc le fait Jaillard et Leplat et le fait P. Bert.

Au moment de la mort par l'inoculation de ces deux derniers sangs à des cochons d'Inde, désordres épouvantables, tous les muscles de l'abdomen et des quatre pattes sont le siège de la plus vive inflammation. Ça et là, particulièrement aux aisselles, des poches de gaz, foie et poumons décolorés, rate normale, mais souvent diffluente ; sang du cœur, mou en amas agglutinatifs, quoique ce caractère soit des plus prononcés dans les globules sanguins du foie. Le charbon ne l'offre jamais à un plus haut degré. Mais laissons ces détails sur les symptômes. Ce qui nous intéresse particulièrement, c'est la présence possible des organismes. Recherchons-les, dès l'instant de la mort, avant la mort même, dans les dernières heures de la vie ; chose curieuse, les muscles si enflammés par tout le corps sont imprégnés de vibrions, mobiles anaérobies et ferments, ce qui explique l'existence des poches gazeuses et de la tuméfaction rapide. Le contact de l'oxygène paralyse tous les mouvements de ces vibrions, sans toutefois faire mourir l'organisme. Nous reviendrons sur ce fait. Mais le siège par excellence de notre vibrion se trouve dans la sérosité de l'abdomen autour de l'intestin. Cette sérosité en est remplie de telle sorte que les viscères qui plongent dans cette cavité en sont recouverts. La moindre gouttelette d'eau qu'on promène à la surface du foie et de la rate en ramène à profusion et d'une grande longueur pour la plupart. Pourquoi n'a-t-on pas signalé jusqu'ici une circonstance si générale dans le genre de mort qui nous occupe ? Sans nul doute parce que l'étude du sang a toujours absorbé l'attention. Or, non seulement c'est dans le sang que le vibrion dont il s'agit passe en dernier lieu, mais dans ce liquide il prend un aspect tout particulier, une longueur démesurée, plus long souvent que le diamètre total du champ du microscope, et une translucidité telle, qu'il échappe facilement à l'observation, cependant, quand on a réussi à l'apercevoir une première fois, on le retrouve aisément, rampant, flexueux et écartant les globules du sang comme un serpent écarte l'herbe dans les buissons. L'expérience suivante, facile à reproduire, démontre bien que ce vibrion passe dans le sang en dernier lieu, dans les dernières heures de la vie ou après la mort. Un animal va mourir de la putridité septique qui nous occupe, car cette maladie devrait être définie la putréfaction sur le vivant, si on le sacrifie avant sa mort et qu'on inocule d'une part la sérosité qui suinte des parties enflammées ou la sérosité extérieure de l'abdomen, ces liquides manifesteront une virulence extraordinaire ; qu'en même temps au contraire on inocule le sang du cœur recueilli avec le plus grand soin, afin de ne pas le souiller par le contact de la surface extérieure du cœur ou des viscères, ce sang du cœur ne sera nullement virulent, quoiqu'il soit extrait d'un animal déjà putride et virulent dans plusieurs parties étendues de son corps. Le microscope ne signalera pas davantage dans ce sang la présence des vibrions septiques quoique ces derniers pullulent et fourmillent dans le corps. Ajoutons que les sérosités dont nous venons de parler, si virulentes, perdront toute vertu si l'on commence par les filtrer comme on filtre le sang charbonneux. J'ai dit que notre vibrion septique avait, à l'abri de l'air, des mouvements assez rapides, que le contact de l'air ou de l'oxygène supprime entièrement ; pourtant le vibrion n'est pas tué, car au contact de l'oxygène il se transforme en corpuscules germes, et du jour au lendemain, un liquide rempli de filaments organisés mobiles n'est plus qu'un amas de points brillants d'une grande ténuité. Vient-on à introduire ces points dans le corps d'un cochon d'Inde, ou dans un liquide approprié, ils se reproduisent en vibrions filiformes mobiles et l'animal meurt avec tous les symptômes que je rappelais tout-à-l'heure. Nous sommes maintenant en mesure de donner à l'expérience de M. P. Bert, son explication rationnelle. Plaçons en effet le vibrion dans l'oxygène à haute tension, l'observation montre qu'il s'y transforme en corpuscules brillants. Quelques heures suffisent à produire cet effet. La conservation de la virulence du sang après qu'il a subi l'action de l'oxygène à haute tension n'a donc rien que de naturel. Placés dans l'alcool absolu, ces mêmes corpuscules gardent leur faculté de reproduction à la manière des corpuscules de la bactéridie charbonneuse.

Il nous reste cependant à aller aussi loin que nous l'avons fait pour les corpuscules de la bactéridie, c'est-à-dire à faire agir l'alcool sur les corpuscules brillants du vibrion septique après qu'ils auront été purifiés de tout élément étranger par des cultures sans cesse répétées dans des milieux artificiels.

Une grave question reste à élucider. D'où provient le vibrion septique ? Quoique ce sujet réclame encore de nouvelles études de notre part, je n'hésite pas à penser que le vibrion septique n'est autre que l'un des vibrions de la putréfaction et que son germe doit exister un peu partout et par conséquent dans les matières du canal intestinal. Nous voyons maintenant pourquoi la septicémie a pu souvent être confondue avec la maladie charbonneuse, leurs causes sont du même ordre. C'est un vibrionien qui produit la septicémie comme le charbon est produit par la bactéridie. La nature des parasites est différente, l'une est mobile, l'autre immobile, mais ils appartiennent au même groupe ou à des groupes voisins. Les analogies et les différences des deux maladies n'ont rien que de très naturel. Beaucoup de maladies ne sont jamais spontanées au point de vue prophylactique, comme au point de vue thérapeutique, il y a un abîme pour le médecin et le chirurgien, suivant qu'ils prennent pour guide l'une ou l'autre des deux doctrines.

CONCLUSIONS.

Si nous nous reportons au commencement de ce travail (page 74) nous avons dit en parlant des terrains argileux, que l'argile très-complexe dans sa composition est peu propre à la culture, le peu d'alcalis et de phosphates qu'elle renferme elle les retient fortement avec l'eau qu'elle retient également et qui dissout les alcalis et les phosphates avec lesquels elle peut être en contact, il se forme donc un liquide légèrement alcalin à peu près semblable au liquide mort de M. Pasteur et dans lequel la bactéridie vit et se multiplie avec une si prodigieuse facilité. Nous avons vu qu'il faut à la bactéridie élevée dans le laboratoire, des liquides légèrement alcalins ou neutres pour se développer et se propager, nous avons vu que c'est dans les années humides et chaudes que cette affection fait le plus ravages, nous avons vu aussi dans les extraits du travail du docteur Koch, qu'il faut au moins 12° de chaleur au baccille (bactéridie) pour qu'il puisse vivre et se multiplier. Or, toutes ces conditions qu'on s'efforce de réunir dans les laboratoires, se rencontrent naturellement dans certaines contrées. Le sol imperméable fait l'office du vase de verre, l'eau de pluie qui dissout les substances salines avec lesquelles elle se met en contact, alcalis et phosphates, est l'urine alcaline ou le liquide mort des vases où le professeur de la Sorbonne cultive ses bactéridies, la température élevée amène facilement le degré convenable de température nécessaire à la viabilité et à la multiplication de la bactéridie. Toutes les vieilles causes du charbon invoquées par les observateurs attentifs ont donc ici leur rôle véritable. C'est dans le laboratoire de la nature que se prépare tout ce qui est nécessaire à l'organisme microscopique. Maintenant que tout est préparé, qu'une bactéridie, qu'un corpuscule germe vienne à se trouver dans des conditions si favorables à sa propagation, il se comportera exactement comme ceux des vases d'ensemencement de M. Pasteur, en quelques heures des kilogr. de bactéridies pourront surgir et menaçantes amener la désolation et la ruine des troupeaux exposés à leurs coups. Un point reste à élucider. De quelle façon la bactéridie ou le corpuscule germe passent-ils dans l'économie ? Là est aujourd'hui la dernière question à résoudre de ce vieux problème. Nous avons vu dans les communications de M. Pasteur que nous avons rapportées tout au long, que le ver à soie contracte la flacherie en mangeant des feuilles de mûrier sur lesquelles on a déposé les corpuscules germes des vibrions qui développent la maladie. De même les herbivores contractent le charbon en avalant la bactéridie ou les corpuscules germes déposés sur leurs aliments. Nous avons suivi la bactéridie dans cette petite flaque d'eau de la prairie qui est presque imperceptible, l'empreinte du sabot d'un cheval si vous voulez; nous la voyons se développer, se multiplier avec une facilité prodigieuse. Puis le soleil vient enlever de ses rayons cette goutte d'eau; poussée par l'instinct qui la guide la bactéridie abandonnée sur le sol de la prairie a laissé ses corpuscules germes qui sont fixés sur les brins d'herbe ou de légumineuses et attendant pour devenir bactéridie, la plante croît, s'élève et avec elle le corpuscule germe, il se trouve donc sur le sommet de la feuille ou de la tige de la plante qui doit être broutée demain, tout-à-l'heure peut-être. De là il passe dans la panse où il retrouve dans les liquides du réseau le vase de verre et le liquide mort du laboratoire. La multiplication recommence puis, vient l'invasion. Plus fin que les globules du sang, le corpuscule germe ou la bactéridie arrive dans un vaisseau où elle se comporte alors exactement comme dans le cas d'inoculation (1). Il est absolument impossible

(1) D'après des recherches récentes de M. Pasteur, le corpuscule germe du charbon se conserve dans le sol pendant des années. Il serait alors ramené après un temps plus ou

d'expliquer autrement la migration de la bactéridie ; cette solution théorique, il est vrai, explique tout ce qui jusqu'alors avait paru mystérieux. Elle explique pourquoi les premiers frappés sont les animaux les plus gras, ayant le plus d'embonpoint de tout le troupeau. Comme nous l'a démontré M. Isidore Pierre, les animaux les plus beaux sont les plus gourmands, les plus coureurs ; toujours en avant, ils se bornent dans le pâturage à enlever la partie supérieure des feuilles ou des tiges qui est la partie la plus tendre, la plus nutritive, mais aussi la partie où est fixé le corpuscule germe de la bactéridie. Elle explique aussi pourquoi le charbon se développe en hiver quand les mouches n'existent plus. Il est facile d'admettre que des corpuscules germes de bactéridie déposés sur les aliments secs, sur des aliments récoltés dans des terrains envahis par la bactéridie puissent se conserver sur des plantes séchées pendant des mois entiers, attendant l'heure où la plante passera du fenil dans le ratelier pour se réveiller de ce long sommeil et continuer l'œuvre de destruction de sa procréatrice.

En septembre 1877, lorsque nous entreprimes ce travail, nous étions loin de penser que nos idées seraient partagées. C'est le propre des théories solides de n'avoir rien à craindre des recherches exactes, postérieures à leur promulgation et tout au contraire

moins long à la surface du sol par les vers de terre, de là sur les végétaux qui servent à l'alimentation des herbivores, puis passent comme nous l'avons dit plus haut dans l'appareil digestif. — *L'auteur.*

d'y puiser des forces nouvelles (Chauveau, Des virus). Nous étions loin de penser que juste un an plus tard nous retrouverions la même idée dans une communication de M. Boulay, d'Avesnes, que nous n'avons jamais vu. Idée émise en tremblant, il est vrai, mais qui sera confirmée sous peu, nous l'espérons, et qui confirme aussi ce que nous avons dit précédemment. Nous allons faire quelques emprunts à cette communication. Lorsque l'hiver et le printemps ont été pluvieux et froids, dit M. Boulay, lorsque l'été à son tour a été modéré, l'engraissement se termine sans accident. Mais par contre, si la température soit au début, soit à la fin de l'occupation des pâtures, vient à s'élever outre mesure et que la sécheresse se produise dans un laps de temps très-court, le charbon éclate subitement et ravage le bétail avec une célérité et une vigueur stupéfiantes. *Les époques les plus critiques ont toujours été celles qui correspondent avec la pousse de l'herbe,* c'est-à-dire pendant le mois d'avril, mai, septembre et octobre. Donc quand les plantes herbacées sont complétement développées, lorsqu'elles portent les graines, lorsqu'elles sont séches, la mortalité s'arrête pour reparaître aussitôt que l'herbe a acquis quelques centimètres de hauteur. Maintesfois depuis 1869, nous avons été à même de constater la perte subite dans les mois cités plus haut des vaches les plus grasses du troupeau de notre ami et pourtant la veille encore tout le bétail était bien portant et permettait de fonder toutes les plus belles espérances pour l'avenir. A la visite du matin, trois, quatre et même cinq vaches quelquefois étaient étendues mortes le long des haies. Ce n'est pas tout, la mortalité continuait ses ravages et aurait certainement décimé tout le troupeau si on n'avait pas eu la précaution de lui faire abandonner le foyer d'infection.

Il y a une trentaine d'années, le père du propriétaire actuel, possédait au lieudit la Croix d'Anor, plusieurs pâturages d'une richesse exceptionnelle. Les bestiaux engraissés dans ces herbages venaient vite et atteignaient un degré remarquable d'engraissement. Ces pâturages, il est vrai, étaient fumés outre mesure, n'étaient jamais fauchés mais pâturés, et les animaux de l'espèce bovine seuls étaient admis à les consommer. Dans ce temps là, les maladies étaient rares sur le bétail à l'engrais, la mortalité y était presque inconnue. Puis. tout-à-coup, sans cause apparente, le charbon fit son apparition, ravagea avec fureur, non seulement le bétail, mais tous les herbivores qui y furent mis, soit dans le but de les engraisser, soit dans le but d'expérimenter leur pouvoir réfractaire. Le plus surprenant, répétait-on à satiété, c'est que toutes les pâtures des voisins sont complétement exemptes des atteintes du fléau; bien plus, si le sinistré achète une pâture à un voisin, cette pâture s'infecte et devient nuisible, contamine les bestiaux, propriété qu'elle n'avait jamais eue quand elle appartenait au premier propriétaire.

Ces détails connus, nous nous mîmes en quête de découvrir à quel genre d'engrais on avait recours pour fumer les pâtures infectées. Tout le monde fut unanime pour attester que les boues des villes et les déchets d'abattoir étaient les principaux engrais utilisés. Le fumier recueilli dans les étables du sinistré servait également d'engrais, mais sa participation y était relativement minime. A l'heure qu'il est le fumier seul est utilisé. D'un autre côté, le sol des prairies infectées est franchement argileux sur tous les points, il en est de même pour toutes les propriétés qui les bordent. Nos recherches ont surabondamment prouvé que les plantes sont les mêmes sur toute la région. La température et les variations atmosphériques influencent aussi dans les mêmes proportions les terrains incriminés et ceux qui sont indemnes. L'engrais usité par les différents herbagers de la Croix d'Anor, seul a varié, c'est donc là que se trouve la contagion. Selon nous, les déchets d'abattoirs, les immondices de la ville, les boues recélaient les germes du charbon, et les bactéridies importées dans le principe sur ces pâturages y ont pris droit de bourgeoisie, s'y sont multipliées. Une autre particularité bonne à signaler, c'est que le foin récolté sur ces foyers d'infection communiquait souvent le charbon aux animaux qui s'en nourrissaient. Dans ce cas, la mortalité a toujours été très faible, il est vrai et loin de pouvoir soutenir la comparaison avec celle qui se produit quand les bestiaux consomment l'herbe sur pied. Néanmoins ces sinistres prouvent que le foin récolté était envahi par les bactéridies ou leurs corpuscules germes qui se sont multipliés à la surface des terrains infectés après leur importation dans la fumure. D'après ce que nous avons dit plus haut, tous les faits cités par M. Boulay s'expliquent et on ne peut, quelque soit le côté que l'on envisage, l'expliquer autrement. Une seule chose manque à l'appui de tout ce que nous avons dit : *la preuve de l'éclosion du charbon par l'introduction dans l'appareil digestif de la bactéridie ou de son corpuscule germe.* Nous avons invoqué, il est vrai, le corpuscule du vibrion dans la flacherie des vers à soie, cela pourrait suffire, mais pour trancher la question terminons par cette lettre dont personne n'osera nier la valeur en matière de charbon si il envisage les choses sans parti pris (1).

Arbois (Jura). Ce 21 octobre 1878.

Monsieur,

Oui, la bactéridie et son corpuscule germe ingéré dans l'appareil digestif avec les aliments peuvent causer la maladie *du charbon.* Celà résulte très-nettement d'expériences récentes que j'ai faites dans le département d'Eure-et-Loir.

Agréez, Monsieur, l'assurance de mes sentiments très-distingués.

Signé : L. PASTEUR.

Voilà certes qui est court et bon. De tout ce qui précède nous pouvons conclure pour terminer :

(1) Il est maintenant prouvé qu'en général c'est par l'appareil digestif que se font les inoculations naturelles du charbon, une légère plaie de la bouche ou de l'œsophage, une petite excoriation produite par un corps dur ou vulnérant dans les aliments sont autant de portes ouvertes à cette redoutable affection. — *L'auteur.*

1° Que le charbon est une maladie parasitaire.

2° Que la seule cause du charbon se trouve dans le parasite qui est la bactéridie.

3° Que les affections charbonneuses ont été confondues avec des congestions et avec la septicémie, d'où les divergences d'opinions émises par les différents auteurs qui ont étudié et confondu ces affections.

4° Que les terrains argileux, argilo siliceux, et argilo calcaire jouent un grand rôle dans l'étiologie des affections charbonneuses, parce qu'ils conservent et contribuent par l'humidité qu'ils retiennent à favoriser la multiplication de la bactéridie charbonneuse ou de son corpuscule germe, comme le font les vases renfermant les liquides alcalins qui servent à cultiver la bactéridie dans les laboratoires.

5° Qu'un certain degré d'humidité et une élévation de température sont nécessaires à la multiplication du corpuscule germe ou de la bactéridie, laquelle élévation de température ne peut être moindre de 12°.

6° Que c'est là uniquement le rôle que l'on peut assigner à ces terrains, et que c'est là uniquement la cause des observations qui ont été faites concernant les années humides et chaudes.

7° Que toutes les influences invoquées à profusion : alimentation mauvaise, infection paludéenne, fourrages avariés, cryptogames, eaux altérées, etc., ne peuvent amener que des affections ayant quelqu'analogies avec le charbon.

8° Qu'une alimentation riche, très alibile, tel que l'usage des fourrages artificiels, les grains ne peuvent produire que des congestions.

9° Que le charbon peut apparaître l'hiver, si le foin dont se nourrissent les animaux provient de prairies envahies par la bactéridie.

10° Qu'au pâturage, si les animaux les plus gras sont atteints les premiers, c'est parce que, pour la raison que nous avons donnée plus haut, ils se mettent dans des conditions meilleures pour ingérer les corpuscules germes de la bactéridie (1).

Fait à La Capelle, le 26 octobre 1878.

AUG. ÉLOIRE, vétérinaire.

(1) Grâce aux savantes recherches de M. Toussaint, de Lyon, on peut en portant le sang charbonneux pendant quelques instants à une certaine température, obtenir un liquide qui, inoculé, préserve les animaux du charbon. de même que le vaccin (cow pox) préserve de la variole. — *L'auteur.*

INDEX BIBLIOGRAPHIQUE.

BOULEY et REYNAL. — Dictionnaire pratique de médecine vétérinaire, article étiologie du charbon.

BOULEY et SANSON. — Mal de montagne en Auvergne, recueil de médecine vétérinaire, 1829.

BOULEY ET NOCARD. — Congrès international d'hygiène, Paris 1878.

BOULET JOSSE. — Fièvre charbonneuse, recueil de médecine vétérinaire, Paris 1876.

BOULAY, D'AVESNE. — Du charbon, recueil de médecine vétérinaire, Paris 1878.

Bulletin de l'Académie des sciences, annales 1870-71-75, Paris.

Bulletin de la société de médecine vétérinaire, Paris, 1853-54-55-56-59-66 et 69.

BRAUELL. — Du charbon, Berlin, 1857.

BOLLINGER. — id. id. 1872.

CRUZEL. — Des maladies de l'espèce bovine, article du charbon, Paris 1869.

G. COLIN. — Communications inédites. Action des matières putrides, recueil 1873 et 74.

CHAUVEAU. — Académie des sciences, Des virus 1870-1871, recueil de médecine vétérinaire 71.

CORNIL et RANVIER. — Histologie Pathologique, 3 vol. Paris 1869-1873 et 1876.

CHABERT. — Maladies charbonneuses, Paris 1780.

COLLIN. — Genèse des maladies charbonneuses et doctrine cryptogamique, recueil 1876.

DELAFOND. — Pathologie générale, Paris 1855.

Id. — Traité sur la maladie de sang des bêtes bovines, Paris 1848.

DAVAINE. — Recherches sur les infusoires du sang dans la maladie connue sous le nom de sang de rate, 1863-1864-1865-1869, Académie des sciences.

Dictionnaire des sciences médicales et vétérinaires, article Charbon, Paris, 1863.

GERLACH. — Mémoires de la société vétérinaire, 1846-1859, Paris.

GARREAU. — Mémoires de la société vétérinaire, 1851-1855-1856-1859, recueil de médecine vétérinaire 1871.

HALL. — 1862.

HAUBNER. — Dresden 1869.

KOCH. — Étiologie des maladies charbonneuses, Breslau 1876.

MAGNE et BAILLET. — Traité d'agriculture pratique, Paris 1873-1875.

MAGNE et GILLET. — Nouvelle flore française, Paris 1868.

MAGNE. — Races ovines, leur amélioration, 3e édition, Paris.

NEUMANN et MARCHANT. — Groningue 1829.

RODET et BAILLET. — Botanique agricole et médicale, Paris 1872.

REYNAL. — Police sanitaire des animaux domestiques, Paris 1873.

PASTEUR. — Maladies des vers à soie. Communication inédite sur l'étiologie du charbon.

PETIT. — Mémoire sur le charbon en Auvergne, Paris 1808.

RENAULT. — Mémoires, Paris 1852.

ROELL. — Vienne 1865.

PLASSE, DE NIORT. — Doctrine cyptogamique, Paris 1853 et 54.

REYNAL. — Société vétérinaire, rapport sur la doctrine cryptogamique, Paris, 1856.

SIGNOL. — Académie des sciences, Paris 1875.

STANIS CÉZARD. — Recueil de médecine vétérinaire 1874.

TABOURIN. — Spontanéité et contagion des maladies virulentes, recueil de médecine vétérinaire 1876.

TRASBOT. — Communications inédites.

VERRIER. — Communications à la Société vétérinaire 1855 à 1866.

ZUNDEL. — Dictionnaire. Hurtrel d'Arboval, article Charbon, Paris 1874.

LABORA et SPERA.

La Capelle, 26 octobre 1878.

www.ingramcontent.com/pod-product-compliance
Ingram Content Group UK Ltd.
Pitfield, Milton Keynes, MK11 3LW, UK
UKHW021824190726
13853UKWH00003B/1166